U0226268

完整结肠系膜切除术

Manual of Complete Mesocolic Excision

主　编：
　王　杉　北京大学人民医院
　叶颖江　北京大学人民医院
　郑民华　上海交通大学医学院附属瑞金医院
副主编：
　张忠涛　首都医科大学附属北京友谊医院
　苏向前　北京大学肿瘤医院
　丁克峰　浙江大学医学院附属第二医院
　李　非　首都医科大学宣武医院
主编助理：
　高志冬　北京大学人民医院
　申占龙　北京大学人民医院

人民卫生出版社

图书在版编目（CIP）数据

完整结肠系膜切除术/王杉，叶颖江，郑民华主编.
—北京：人民卫生出版社，2017
ISBN 978-7-117-24339-1

Ⅰ.①完… Ⅱ.①王…②叶…③郑… Ⅲ.①结肠系膜-切除术 Ⅳ.①R656.9

中国版本图书馆 CIP 数据核字（2017）第 059190 号

| 人卫智网 | www.ipmph.com | 医学教育、学术、考试、健康，购书智慧智能综合服务平台 |
| 人卫官网 | www.pmph.com | 人卫官方资讯发布平台 |

完整结肠系膜切除术

主　　编：王杉　叶颖江　郑民华
出版发行：人民卫生出版社（中继线 010-59780011）
地　　址：北京市朝阳区潘家园南里 19 号
邮　　编：100021
E - mail：pmph @ pmph. com
购书热线：010-59787592　010-59787584　010-65264830
印　　刷：北京画中画印刷有限公司
经　　销：新华书店
开　　本：889×1194　1/16　　印张：12
字　　数：240 千字
版　　次：2017 年 4 月第 1 版　2017 年 4 月第 1 版第 1 次印刷
标准书号：ISBN 978-7-117-24339-1/R·24340
定　　价：148.00 元

打击盗版举报电话：010-59787491　E-mail：WQ @ pmph. com
（凡属印装质量问题请与本社市场营销中心联系退换）

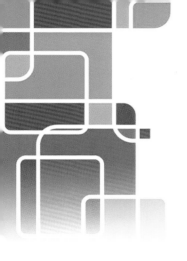

编委名单

编　委：（以姓氏笔画为序）

丁克峰　浙江大学医学院附属第二医院

马君俊　上海交通大学医学院附属瑞金医院

王　屹　北京大学人民医院

王　杉　北京大学人民医院

尹慕军　北京大学人民医院

叶颖江　北京大学人民医院

申占龙　北京大学人民医院

刘芳芳　北京大学人民医院

苏向前　北京大学肿瘤医院

杜晓辉　中国人民解放军总医院

杨盈赤　首都医科大学附属北京友谊医院

杨晓东　北京大学人民医院

李　非　首都医科大学宣武医院

李　昂　首都医科大学宣武医院

肖　毅　北京协和医院

何金杰　浙江大学医学院附属第二医院

沈丹华　北京大学人民医院

沈　凯　北京大学人民医院

张忠涛　首都医科大学附属北京友谊医院

张　策　南方医科大学南方医院

林堉培　北京大学人民医院

郑民华　上海交通大学医学院附属瑞金医院

姜可伟　北京大学人民医院

高志冬　北京大学人民医院

郭 鹏　北京大学人民医院

崔 明　北京大学肿瘤医院

崔艳成　北京大学人民医院

梁 斌　北京大学人民医院

谢启伟　北京大学人民医院

秘　书：赵雪松　张浩然

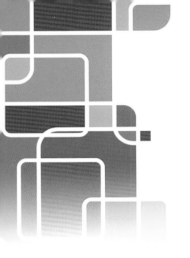

主 编 简 介

王 杉

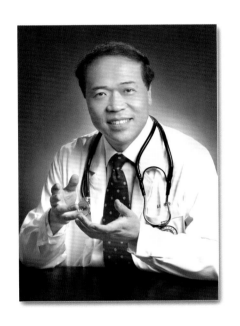

　　北京大学人民医院外科教授、主任医师、博士生导师,北京大学人民医院外科肿瘤实验室主任、结直肠癌诊疗研究北京市重点实验室负责人。国家级教学名师,香港外科学院荣誉院士(2013)、欧洲外科学会荣誉会员(2015)。专业方向为胃肠道肿瘤的临床和基础研究。1995—1998年曾作为访问学者赴美国德克萨斯大学医学院外科进行学术交流。回国后主持开展了消化道恶性肿瘤的综合治疗、胃肠道间质瘤的外科治疗与分子靶向治疗、结直肠癌肝脏转移癌的外科治疗、普通外科疾病的微创手术治疗等一系列临床实践和基础研究工作。曾先后主持完成国家级、省部级科学研究课题30余项,主编或参与编撰、翻译论著和译著16册,在国内外核心期刊发表论文400余篇。曾获国家级教学成果一等奖(2005,2009,2014)、国家级教学名师(2009)、中国医师奖(2009)、国家科技进步二等奖(2010)、中国医院协会医院科技创新奖三等奖(2010)、中国医院协会医院管理突出贡献奖(2012)、中国医院协会优秀院长(2010)、十大中国社工人物(2010)、医院服务"改革创新人物奖"(2013)、中国健康行业创新领袖(2011)、优秀科普院长(2013)、中国十大医改新闻人物(2010)、全国医院文化建设先进工作者(2010)、最具领导力的中国医院院长(2010)。

　　现兼任中国医师协会副会长、中国医师协会外科学分会会长、中华医学会外科学分会副主任委员、中国医师协会结直肠外科医师委员会主任委员、中国医师协会外科住院医师规范化培训委员会主任委员;教育部高等学校临床医学专业教学指导委员会副主任委员、教育部医学教育临床实践教学指导分委员会主任委员、教育部医学教育临床教学研究中心主任;中国医院协会副会长、中国医院协会医院社会工作暨志愿服务工作委员会主任委员;中国卫生经济学会副会长、中国卫生经济学会医院经济管理专业委员会主任委员;中国医学装备委员会数字医疗分会会长;国家卫生计生委全国公立医院院长职业化能力建设专家委员会主任委员、国家卫生计生委国家卫生标准委员会委员、国家卫生标准委员会医疗服务标准专业委员会主任委员、国家卫生专业技术资格考试专家委员会外科学专业委员会主任委员;中国人体健康科技促进会副会长兼秘书长。兼任《健康世界》、《中华普通外科杂志》、《中国实用外科杂志》、《中华胃肠外科杂志》、《中华实验外科杂志》等 26 种杂志主编、副主编或编委。

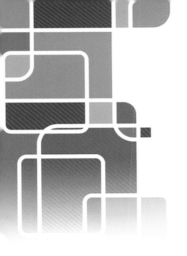

主 编 简 介

叶颖江

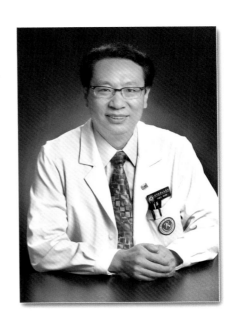

教授、主任医师、博士生导师,北京大学人民医院胃肠外科主任。专业方向胃肠道肿瘤的临床和基础研究,以及胃肠道肿瘤的多学科综合治疗。作为访问学者曾于2005年赴英国利物浦大学医院进修学习肝脏转移癌的多模式综合治疗;2012年赴德国埃尔兰根纽伦堡大学外科医院进行结直肠癌规范化手术治疗学术交流。2015年受聘兼职北京大学国际医院胃肠外科主任。在胃肠恶性肿瘤、胃肠间质瘤的诊治,术前、术后辅助化疗等方面具有丰富的临床经验;在国内较早提倡和开展了大肠癌肝转移的多学科综合治疗模式,提高

了肝转移患者生存率;在国内积极倡导结直肠癌规范化手术方式,最早实施完整结肠系膜切除术(CME)及肛提肌外腹会阴联合切除术(ELAPE),改善了结直肠癌患者的预后。曾先后承担或参与卫生部、教育部重大项目基金、国家自然科学基金、国家863项目等10余项重大课题研究。主编、参编学术专著14部,在国内外核心期刊发表论文300余篇。

现兼任中国医师协会肛肠外科医师分会副会长、中国医师协会外科医师分会多学科协作组医师委员会主任委员、中国医师协会外科医师分会结直肠外科医师委员会副主任委员兼秘书长、中国医师协会外科医师分会结直肠外科医师中青年委员会主任委员,中国老年学学会老年肿瘤专业委员会副主任委员、中国研究型医院学会消化道肿瘤专业委员会副主任委员、中国研究型医院学会机器人与腹腔镜专业委员会副主任委员、中国抗癌协会大肠癌专业委员会腹腔镜学组副组长、中国抗癌协会胃癌专业委员会委员、中国医师协会肿瘤防治规范化培训工作委员会常务委员、中国临床肿瘤学会结直肠癌专家委员会委员、中国临床肿瘤

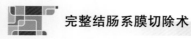

学会胃肠间质瘤专家委员会委员、中国医疗保健国际交流促进会结直肠肝转移治疗专业委员会常务委员等。担任《中华胃肠外科杂志》、《中华普通外科杂志》、《中国实用外科杂志》等 15 种杂志编委。

主 编 简 介

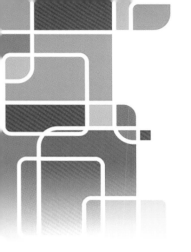

郑民华

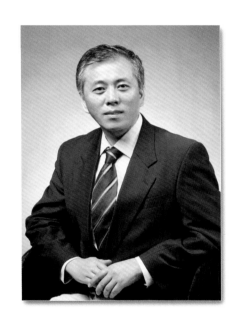

教授,主任医师,博士研究生导师,上海交通大学医学院附属瑞金医院胃肠外科主任,上海市微创外科临床医学中心主任。专业方向为胃肠道肿瘤微创外科治疗的临床研究。1986—1992年公派赴法国斯特拉斯堡医院接受临床技能训练和学术研究。回国后率先在华东地区开展腹腔镜胆囊切除术,并在国内率先开展腹腔镜结直肠手术、腹腔镜肾上腺切除术、腹腔镜疝修补术等,胆道疾病与结直肠肿瘤的腹腔镜手术治疗处于国际先进水平。曾先后承担国家863项目、国家自然科学基金项目及上海市委重点项目等多项课题研究。主编、参编学术专著10余部,在国内外核心期刊发表论文近200篇。多次获得中华医学科技奖、教育部科学技术进步奖、上海市科技进步奖等奖励。

现兼任中华医学会外科学分会委员、中华医学会外科学分会腹腔镜与内镜外科学组组长、中国抗癌协会大肠癌专业委员会委员、中国抗癌协会大肠癌专业委员会腹腔镜学组组长、中国医师协会外科医师分会微创外科医师委员会副主任委员等职务。担任《中华腔镜外科杂志(电子版)》主编,《中华消化外科杂志》副主编等杂志编委工作。

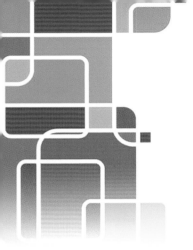

序

　　在完整结肠系膜切除术（CME）理念提出以前，直肠癌根治术遵循全直肠系膜切除（TME）原则、胃癌根治术遵循 D2 手术原则。胃肠外科医师一提到 TME、D2 手术，立即就能了解手术操作的全部过程。每步操作均有明确的解剖层面和解剖结构，这样的手术被外科医师视为规范手术的标准和原则。

　　外科医师曾经设想结肠癌也有这样的手术原则，苦苦寻找多年，直到 2009 年在 *Colorectal Disease* 11 卷第 4 期看到德国的 Hohenberger 教授发表的"Standardized surgery for colonic cancer：complete mesocolic excision and central ligation—technical notes and outcome"一文，豁然开朗，这就是结直肠外科医师要寻找的结肠癌手术原则。该文立即引起了全世界结直肠外科医师的极大兴趣和讨论。笔者在研读了数遍原文后，开始临床实践，实施 1 年后，于 2011 年又去德国实地参观学习 CME 手术操作，同时参加学习的还有来自日本、韩国、丹麦、希腊和荷兰的医师。2012 年，Hohenberger 教授应邀来访北京大学人民医院并演示左半结肠癌 CME 手术，国内众多结直肠外科名家观看现场手术直播并进行了热烈的学术讨论。

　　此后，在我国结直肠外科学界开展了对结肠癌 CME 手术的临床实践和热烈讨论。北京大学人民医院也结合自身实践经验和国内外进展，在《中国实用外科杂志》2011 年 31 卷第 6 期发表了"完整结肠系膜切除在结肠癌手术治疗中的应用"一文。在此，特别感谢《中国实用外科杂志》编辑部主任田利国编审，感谢他的学术敏感性，感谢编辑部的审稿专家对 CME 的中文命名进行了严肃认真的讨论，确定了"完整结肠系膜切除术"的命名，现在想来还是非常"意、达、雅"的中文名称。我们从 2010 年开始对结肠系膜进行组织解剖学、特殊染色、电镜结构和生理功能等的研究，并将研究成果发表在在国际权威解剖学杂志 *Journal of Anatomy* 2013 年 223 卷第 2 期。这项研究为临床实践增加了组织解剖学基础的证据。与此同时也引起专注系膜研究多年的爱尔兰外科医师 Coffey 的关注，并专程来信表示祝贺。Coffey 教授在 2016 年首次提出将系膜作为单独的器官，这已引起解剖认识的更新。

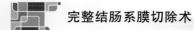

CME 提出伊始到本书出版发行的 8 年间，历经初识、实践、争议、讨论、再实践、再讨论，到统一的过程，CME 已经逐渐成为结直肠外科医师实施结肠癌手术必须遵循的标准。

王 杉

2017 年 2 月 20 日

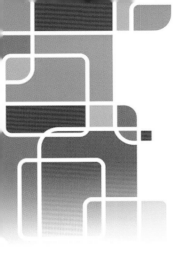

前　言

　　1982年，英国的 Heald 提出了全直肠系膜切除（TME）的概念，在直肠癌根治性手术中具有革命性意义，目前已经被认为是中低位直肠癌根治手术的金标准。此后，随着 TME 手术和新辅助治疗等理念的推广，直肠癌与结肠癌疗效的差距不断缩小，而结肠癌在手术方面的研究进展相对缓慢，疗效没有明显改善。2009年，德国的 Hohenberger 等首次提出了完整结肠系膜切除术（CME）的概念，并认为其可降低结肠癌5年局部复发率，提高5年肿瘤相关存活率。虽需进一步明确完整系膜切除在结肠癌远期疗效方面的优势，但作为一个概念，更作为一个理念，其对结肠癌手术技术的提高及标准化具有重要的推动作用。

　　由此，CME 成为近年来结肠癌根治手术中的一个无法忽视的话题：是否需做 CME？如何做好 CME？CME 和 D3 淋巴结清扫有何区别？腹腔镜下能否完成 CME？CME 是否将带来又一个结直肠癌根治手术的革命性时刻？CME 总能成为结直肠外科医师每一次会议探讨的热点和焦点。然而，除了外科手术学这一技术层面之外，我们对 CME 的认知和探讨还应涉及对外科解剖学、胚胎发育学的充分认识。此外，由于需对手术标本进行客观评估，CME 对病理学亦有严格的要求。针对上述问题，一方面，我们需要对完整结肠系膜切除术的理论基础、手术指征、操作技术、病理学评估、质量控制等方面有一个全面系统的认识；另一方面，我们亦需要有一个针对 CME 的指导性书目来规范我们的临床实践。

　　在全国结直肠外科专家的协作支持下，我们借鉴了国内外同行的经验，编写了这本《完整结肠系膜切除术》，其内容涵盖了 CME 相关的外科解剖学、胚胎发育学、外科手术学、病理学等多个领域，凝聚了我国结直肠外科在结肠癌根治手术方面的理论精华和实践体会，对我们全面系统地认识 CME 将具有重要意义。

　　近年来，由于 CME 发展较快，其理论基础、手术技术，乃至相关循证医学证据仍在不断完善和发展。本书亦将不定期进行修订、补充和完善，以供致力于我国结直肠外科事业发展的各位同道参考。

王杉　叶颖江　郑民华

2017年2月18日

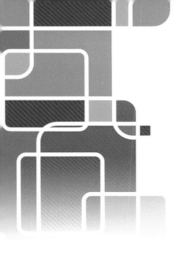

目　录

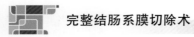

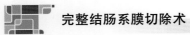

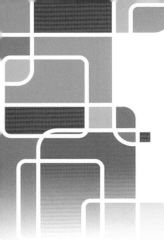

第一章　结肠癌临床流行病学

第一节　结肠癌的发病率及死亡率

在世界范围内,结直肠癌发病率在男性位居恶性肿瘤第三位(次于肺癌、前列腺癌),女性位居恶性肿瘤第二位(次于乳腺癌),2012年全球新发病例约1400 000例。

我国结直肠癌发病率位居恶性肿瘤第四位,在男性位居第五位,在女性位居第三位。我国城市地区结直肠癌发病率高于农村地区,位于恶性肿瘤发病率第二位,农村地区位居第五位。

结直肠癌死亡率在男性位居恶性肿瘤第四位,在女性位居恶性肿瘤第三位。根据全球数据,西方发达国家的结直肠癌死亡率呈现下降趋势,而在东欧、南美及亚洲国家,结直肠癌死亡率仍然呈现上升的趋势。我国结直肠癌死亡率位居恶性肿瘤第五位,在男性位居恶性肿瘤第五位,在女性位居恶性肿瘤第四位。

尽管美国和西欧的结直肠癌死亡率已经出现了下降的趋势,但是如果分别计算结肠癌和直肠癌的发病率会发现:死亡率下降比较明显的是直肠癌,而结肠癌的死亡率基本稳定,甚至在某些国家还有增高的风险。

(王杉　郭鹏)

第二节　结肠癌的病因学

结直肠癌的流行病学已经成为相关研究领域的重点和热点。通过比较、分析不同种族和国家之间流行病学调查结果的差异,产生了Burkitt假说,这一假说提出了低渣、高糖饮食在结直肠癌发生过程中的可能作用。但是这样的假说并不能完全解释结肠癌的发生,而相关的流行病学研究依然是结肠癌研究领域中的热点。本节拟对研究现状进行讨论。

一、地域分布和国籍

在西欧国家,结直肠癌的发病率和死亡率普遍较高,苏格兰的结直肠癌死亡率是世界上

1

最高的,甚至远高于英格兰。相反,西班牙和葡萄牙的结直肠癌死亡率则相对较低,更接近于东欧国家。出生于欧洲的以色列人和出生于北非及亚洲的以色列人比较,该病的发生率存在着显著差别,前者为后者的2.5倍。除新加坡以外,亚洲总体的发病率是比较低的,非洲国家的发病率普遍很低,在拉丁美洲,国家之间发病率的差别很大。郊区人口和城区人口结直肠癌的发病率也不同。研究显示,在美国城市和非城市地区的比较中,城市的结直肠癌患病危险升高。

二、人种

非裔美国人的结直肠癌发病率较白人高。亚裔美国人,大洋岛屿居民,美国原住民,阿拉斯加原住民,以及西班牙/拉丁裔人口的结直肠癌患病率均比白人低。无论男性还是女性,美国黑人的结直肠癌死亡率均较高,造成这一现象的可能原因是他(她)们很少能在早期得到诊断,并且更常伴有并存疾病,且可能缺少获得优质医疗服务的途径。研究显示,当非裔美国人得到与白人相当的医疗服务和肿瘤治疗时也显示出相似的治疗结果。另一方面,美籍日本人的结直肠癌发病率低于美国白种人,但是高于生活在日本的日本人。而移民后代的发病率类似美国白种人。类似现象也可在其他国家的移民中见到。

三、社会经济地位和职业

一些研究结果表明,在较富裕的人群中结直肠癌的死亡率比较高。也有文献报道认为,较差的癌症生存常发生于社会经济地位较低的患者,而且特别受到以下因素影响:伴有合并症,诊断为进展期,缺少获得优质医疗服务的途径。职业是另一个可能的致病因素。某些特定职业会有较高的结直肠癌发病率,其原因似乎源于这些职业相对收入较高,但工作压力较大。

四、宗教

某些宗教的信众显示出较低的结直肠癌发病率,包括摩门教徒、七日耶稣复活论者。这个现象未必与宗教信仰或仪式仪轨有关,很可能是这些宗教严格要求教徒禁烟或禁酒所导致的生活习惯改变的结果。

五、酒精和烟草

研究吸烟与结直肠癌之间的荟萃分析指出,吸烟者患癌风险增加;估计总风险范围为1.07～1.25。仍在吸烟者较非吸烟者患腺瘤的相对危险度为1.7,显示出直接的致癌作用。一项报告显示,吸烟和直肠癌之间有明确的相关性。尽管吸烟与结肠癌之间也存在着"阳性联系",差异却没有统计学意义。

酒精(乙醇)与结直肠癌患病风险之间的关系尚存在争议。对生活在夏威夷的日本人进行的一项前瞻性研究揭示了饮酒和直肠癌的关系,每月饮啤酒500盎司(15L)或更多有可能导致直肠癌。然而,适度饮酒(特别是葡萄酒)已经被证实能够预防远端结直肠癌。这些结果的差异可能与饮酒的种类、方式以及饮酒量的明显不同所致。

六、饮食

Painter和Burkitt主张高纤维饮食是非洲人结直肠癌低发病率的首要原因。他们的理论在本质上阐述了无论致癌物质是被摄入的还是体内产生的,都应处于一种被稀释状态,若稀释倍数减少则致癌物质的浓度会很快增加,从而增加罹患的概率。

一些研究阐述了结直肠癌和其他饮食因素之间的关系。Nigro等证明在动物模型中,只有在脂肪摄入量相对较低时,才能通过增加纤维的摄入量来抑制癌症。然而,增加膳食纤维有助于避免结直肠癌发生的根本原因依然有待明确。纤维素的保护作用可能是通过增加大便的体积而稀释肠腔中致癌物,使粪便快速排泄,减少有害物质在肠腔内暴露。Sengupta等围绕膳食纤维对肿瘤发病率的影响进行了文献检索:13项随机对照的病例研究中有4项的结果显示,膳食纤维有对抗结直肠癌的保护作用。19项动物研究中有15项显示了膳食纤维具有对抗肿瘤的保护作用。一个包含25项前瞻性研究的荟萃分析指出,大量摄入膳食纤维(特别是谷物纤维和全麦)能够适度降低患结直肠癌的风险。

七、胆固醇

传统观点认为,红色肉类、全脂或饱和脂肪的消耗量与结直肠癌的发展之间有一定的关系。有研究显示,大量食用牛肉的人群中有较高的结直肠癌发生率。但也有一些不同的研究结论。Winawer等在患者被诊为结肠癌之前按照一定时间间隔测定血清胆固醇,发现结直肠癌患者最初具有与普通人一样的血清胆固醇浓度,而在被诊为癌的前10年中,胆固醇水平有所下降,对照组人群的血清胆固醇浓度倾向于随年龄增加而逐渐升高。

八、细菌

目前,多数学者认为细菌在结直肠癌发生过程中发挥一定作用,可能与其参与的脂肪消化和代谢有关。现已发现胆盐的化学结构和致癌物质甲基胆蒽有相似性。Burkitt等认为,远侧结肠更易发生癌症的原因之一就是该段大肠内的细菌浓度较高。非病原菌在保护肠黏膜屏障的结构和功能上有重要作用,其他细菌产生的有毒代谢产物可导致细胞突变并影响细胞内信号转导。因此,肠内微生物群落可能是降低结直肠癌风险的调节点。

九、胆囊切除术

胆囊切除术引起了肠肝循环中继发性胆酸的升高,可能是结直肠癌的促发因素。但这一假说仍然存在很大的争议。一些支持此论点的证据显示,在胆囊切除术后的 10 余年间,老年女性结直肠癌的患病风险,尤其是右侧大肠的患病风险在增加。但是,Johansen 等评估 Danish 医院诊断的 40 000 名结石病患者,分析认为胆石症和结肠癌之间的关系介于有意义和无意义之间。据此,有观点认为,不是胆囊切除术而是胆石症本身在肠癌的发生中起作用。一项包含 33 项病例对照研究的荟萃分析指出,胆囊切除术与结直肠癌发生之间的汇聚相对危险度为 1.34;对近端结肠癌的风险最明显。

十、阿司匹林

有证据表明,规律服用阿司匹林及其他非甾体消炎药可以降低结直肠癌的患病风险,Giovannucci 等的研究显示,只有在服用阿司匹林 10 年或更久以后,结直肠癌的患病率才呈现减低趋势。包含 69 535 例健康人群的荟萃分析认为,在随访的第一个 10 年内阿司匹林并无保护作用。但是,随访 23 年后发现大量服用阿司匹林(每日剂量在 300 ~ 1500mg)可将结直肠癌发生率降低 26%。

十一、雌激素

研究发现,绝经后激素治疗(PMH)和结直肠癌发病风险之间成负相关。Paganini-Hill 统计了 7701 名使用雌激素替代疗法的非癌症女性,结果发现结直肠癌发病率和死亡率均下降,且差异具有统计学意义。激素替代疗法的影响可能更多地依赖于致癌因素的分子通路。在爱荷华州妇女健康研究中,PMH 使结直肠癌总发生率降低了 18%。

十二、炎症性肠病

罹患炎症性肠病,无论是溃疡性结肠炎还是克罗恩病的患者发生恶性肿瘤的概率均较高。虽然不同的研究对患癌风险的高低估计不一,但癌变风险在发生肠病症状 8 ~ 10 年后就开始增加。目前可以明确的是,病程长短和病变范围应该是关键的风险因素。一项基于瑞典人群的 3000 例溃疡性结肠炎患者的研究发现,直肠炎患者发生结直肠癌的相对危险度是 1.7,左半结肠炎是 2.8,全结肠炎是 14.8。至于克罗恩病,一些报告显示局限性肠炎和结直肠癌之间有某种联系。

十三、放射线

关于盆腔照射后是否增加结直肠癌的患病风险,目前争议很大。曾有学者报道,妇女因罹患妇科肿瘤而接受盆腔放射治疗后,其结直肠癌的患病风险增加。需要进一步的临床证据予以证实。

十四、免疫抑制

免疫抑制治疗与包括结直肠癌在内的恶性肿瘤的患病风险增高存在一定联系,特别是在器官移植术后。肾移植术后患者患结肠癌的风险比正常人高出两倍,但患直肠癌的风险并不增加。因此,推荐将结肠镜作为此类患者的复查和随访项目。

(王杉　郭鹏)

参 考 文 献

[1] 陈万青,郑荣寿,张思维,等. 2012 年中国恶性肿瘤发病和死亡分析. 中国肿瘤,2016,25(1):1-8.

[2] Crocetti E, Capocaccia R, Casella C, et al. Population-based incidence and mortality cancer trends (1986-1997) from the network of Italian cancer registries. Eur J Cancer Prev,2004,13(4):287-295.

[3] Rupnik M, Wilcox MH, Gerding DN. Clostridium difficile infection: new developments in epidemiology and pathogenesis. Nat Rev Microbiol,2009,7(7):526-536.

[4] Monroe LS. Gastrointestinal parasites∥Berk JE, ed. Bockus Gastroenterology. 4th ed. Philadelphia: WB Saunders,1985:4250.

[5] Haenszel W, Dawson EA. A note on the mortality from cancer of the colon and rectum in the United States. Cancer,1965,18(18):265-272.

[6] Cutler SJ. Third National Cancer Survey-An Overview of Available Information. J Natl Cancer Inst,1975,53(6):1565-1575.

[7] Siegel R, Ward E, Brawley O, et al. Cancer statistics,2011:The impact of eliminating socioeconomic and racial disparities on premature cancer deaths. CA Cancer J Clin,2011,61(4):212.

[8] Smith R L. Recorded and Expected Mortality among the Indians of the United States with Special Reference to Cancer. J Natl Cancer Inst,1957,17(5):667-676.

[9] Haenszel W, Kurihara M. Studies of Japanese migrants. I. Mortality from cancer and other diseases among Japanese in the United States. J Natl Cancer Inst,1968,40(1):43.

[10] Occupational mortality. Decennial Supplement England and Wales. Population Censuses and Surveys Office,1970-1972. London, United Kingdom: HM Stationery Office,1978.

[11] Woods LM, Rachet B, Coleman MP. Origins of socio-economic inequalities in cancer survival: a review. Ann Oncol, 2006,17(1):5-19.

[12] Milham S Jr. Occupational mortality in Washington State,1950-1971. Vols 2-3. Cincinnati, OH: United States Dept of Health, Education and Welfare, Public Health Service; Centers for Disease Control; and National Institute for Occupational Safety and Health, Division of Surveillance, Hazard Evaluation, and Field

Studies:1976.

[13] Murphy TK,Rodriguez C,Kahn HS,et al. Body mass index and colon cancer mortality in a large prospective study. Am J Epidemiol,2000,152(9):847-854.

[14] Sharpe CR,Siemiatycki JA,Rachet BP. The effects of smoking on the risk of colorectal cancer. Dis Colon Rectum, 2002,45(8):1041-1050.

[15] Pollack ES,Nomura AMY,Heilbrun LK,et al. Prospective study of alcohol consumption and cancer. N Engl J Med,1984,310(10):617-621.

[16] Crockett SD, Long MD, Dellon ES, et al. Inverse relationship between moderate alcohol intake and rectal cancer:analysis of the North Carolina Colon Cancer Study. Dis Colon Rectum, 2011,54(7):887-894.

[17] Painter NS,Burkitt DP. Diverticular disease of the colon:a defi ciency disease of Western civilization. BMJ, 1971,2(5759):450-454.

[18] Nigro ND,Bull AW. Experimental intestinal carcinogenesis. Br J Surg,1985,72(suppl):S36.

[19] Sengupta S,Tjandra JJ,Gibson PR. Dietary fi ber and colorectal neoplasia. Dis Colon Rectum, 2001,44(7): 1016-1033.

[20] Aune D,Chan DS,Lau R,et al. Dietary fi bre,whole grains,and risk of colorectal cancer:systematic review and dose-response meta-analysis of prospective studies. BMJ,2011,343(45):d6617.

[21] Thun MJ,Calle EE,Namboodiri MM,et al. Risk factors for fatal colon cancer in a large prospective study. J Natl Cancer Inst,1992,84(19):1491.

[22] Doll R,Muir C,Waterhouse J,et al. Cancer incidence in five continents:technical reports of the international union against cancer. New York:Springer-Verlag,1970.

[23] Winawer SJ,Flehinger BJ,Buchalter J,et al. Declining serum cholesterol levels prior to diagnosis of colon cancer:a time-trend case-control study. JAMA, 1990,263(15):2083-2085.

[24] Burkitt DP. Epidemiology of cancer of the colon and rectum. Cancer,1993,36(11):1071-1082.

[25] Turunen MJ,Kivilaakso EO. Increased risk of colorectal cancer after cholecystectomy. Ann Surg,1981,194 (5):639-641.

[26] Mannes AG,Weinzierl M,Stellaard F,et al. Adenomas of the large intestine after cholecystectomy. Gut, 1984,25(8):863-866.

[27] Johansen C,Chow WH,Jörgensen T,et al. Risk of colorectal cancer and other cancers in patients with gall stones. Gut,1996,39(3):439-443.

[28] Giovannucci E,Colditz GA,Stampfer MJ. A meta-analysis of cholecystectomy and risk of colorectal cancer. Gastroenterology,1993,105(1):130-141.

[29] Thun MJ,Namboodiri MM,Health CW Jr. Aspirin use and reduced risk of fatal colon cancer. N Engl J Med, 1991,325(23):1593.

[30] Giovannucci E,Egan KM,Hunter DJ,et al. Aspirin and the risk of colorectal cancer in women. N Engl J Med,1996,334(2):120.

［31］ Cooper K, Squires H, Carroll C, et al. Chemoprevention of colorectal cancer: systematic review and economic evaluation. Health Technol Assess, 2010, 14(32):1.

［32］ Chan AT, Giovannucci EL. Primary prevention of colorectal cancer. Gastroenterology, 2010, 138:2029e10.

［33］ Paganini-Hill A. Estrogen replacement therapy and colorectal cancer risk in elderly women. Dis Colon Rectum, 1999, 42(10):1300-1305.

［34］ Limsui D, Vierkant RA, Tillmans LS, et al. Postmenopausal hormone therapy and colorectal cancer risk by molecularly defi ned subtypes among older women Gut. 2011, 61(9):1299-1305.

［35］ MacDougall IPM. The cancer risk in ulcerative colitis. Lancet, 1964, 284(7369):1120.

［36］ Jess T, Loftus EV Jr, Velayos FS, et al. Incidence and prognosis of colorectal dysplasia in infl ammatory bowel disease: a population-based study from Olmsted County, Minnesota. Inflamm Bowel Dis, 2006, 12(8): 669-676.

［37］ Ekbom A, Helmick C, Zack M, et al. Ulcerative colitis and colorectal cancer. A population-based study. N Engl J Med, 1990, 323(18):1228.

［38］ Saeed W, Kim S, Burch BH, et al. Development of carcinoma in regional enteritis. Arch Surg, 1974, 108 (3):376.

［39］ Sandler RS, Sandler DP. Radiation-induced cancers of the colon and rectum: assessing the risk. Gastroenterology, 1983, 84(1):51-57.

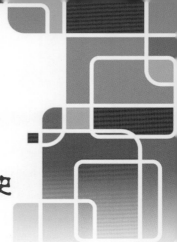

第二章　结肠癌手术发展简史

　　早在 1909 年英国的 Jamieson 教授和 Dobson 教授使用普鲁士蓝、松节油、乙醚的混合溶液对结肠淋巴结的分布进行研究,发现结肠淋巴结以及淋巴管沿结肠供应动脉分布,而动脉血管是划分淋巴结群的基础。外科医师逐渐认识到结肠癌淋巴结清扫的重要性。因此,Jamieson 教授提出结肠癌手术需切除足够肠管,并清扫区域淋巴结至供养血管根部,此后一个世纪以来这一手术原则被广泛应用。

　　然而,不同的医师操作、不同的切除范围、不同的手术技巧均造成结肠癌术后效果的差异,特别是对中晚期结直肠癌患者而言。一般认为,结肠解剖简单、结肠癌手术操作容易,预后好于直肠癌。但自 20 世纪 90 年代以后的数据显示直肠癌的总体预后已经接近结肠癌,甚至超越了结肠癌。其中原因除直肠癌辅助、新辅助化放疗的作用外,直肠癌规范根治手术——全直肠系膜切除术(total mesorectal excision,TME)的广泛实施对降低复发率、提高存活率具有重要意义。

　　1988 年 Heald 系统归纳提出了 TME,从此揭开了大肠癌精细解剖手术的序幕。TME 手术迅速成为直肠癌手术中应用最广泛的全球化规范治疗手段,术前短期放疗联合 TME 手术几乎可以杜绝可切除直肠癌的术后局部复发。

　　结肠癌手术全球化规范治疗进程已持续了 20 多年,有关结肠癌诊治的共识和指南中对淋巴结转移危险低的早期结肠癌(T1)行内镜下息肉样切除[内镜下黏膜剥离术(ESD),内镜下黏膜切除术(EMR)]的观点已被广泛接受。然而对局部进展期结肠癌可操作的质量控制手术方式尚存在争议。通常认为,外科手术能够治愈的 Ⅰ、Ⅱ 期结肠癌复发率为 40%,接受根治手术的 Ⅲ 期结肠癌复发率高达 70%。复发率如此之高,归因于 D2 手术大行其道,可见尚须进一步强调 D3 手术作为结肠癌常规手术的观点。避免因手术不规范,切除范围不足导致进展期结肠癌复发、转移及预后差。

　　20 世纪七、八十年代日本学者对结肠癌的精细解剖手术做出了努力,日本大肠癌研究会根据结肠淋巴回流的特点,首次将区域淋巴结进行了分站(图 2-1),将肿瘤所在部位肠壁与肠旁淋巴结称为边缘淋巴结,距肿瘤远近各 5cm 的边缘淋巴结规定为第一站;距肿瘤远近 5~10cm 的边缘淋巴结及沿主干血管分布的中间淋巴结规定为第二站;主干血管汇入肠系

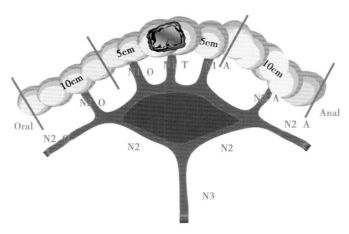

图 2-1　结肠癌区域淋巴结分组示意

膜血管的根部淋巴结为第三站。并且基于日本大肠癌研究会的研究数据提出了 D3 手术作为结肠癌的基本术式。多数学者认为结肠癌向纵轴浸润局限在 5～8cm,故提出切除距肿瘤两端 10cm 及相应系膜即足够。同时提出应将肠管与系膜整块切除,特别是间位结肠。以往认为间位结肠(升结肠、降结肠)是没有系膜的,支配间位结肠的主干血管走行于腹膜后,因而手术中仅仅是切开后腹膜切断主干血管后,将其与前方的后腹膜一起移去,这显然是不符合整块切除原则的。日本学者通过手术观察,对 D3 手术操作层面进行了完善,特别是间位结肠切除层面进行了描述,应在结肠系膜脂肪和腹膜后筋膜(如肾前筋膜)之间网状疏松组织(Toldt 融合筋膜)操作,从而可以将间位结肠和系膜完整切除(图 2-2)。然而,D3 手术仍存在几点不足需要完善,如:①机械化固定切缘 10cm 是否合理。有研究显示轴向肠管 10cm 以外肠

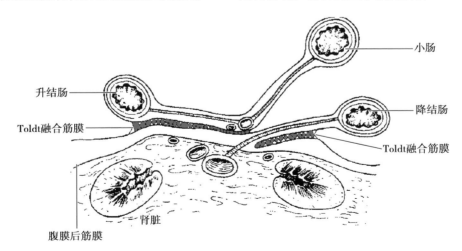

图 2-2　间位结肠系膜后方筋膜关系示意

引自韩方海,詹文华,张肇达,等. 与结肠癌、直肠癌根治手术有关的腹腔和盆腔筋膜及其间隙. 中国现代手术学杂志,2003,7(4):316-320.

旁淋巴结亦可出现淋巴结转移阳性(淋巴结转移率为 1.7% ~ 2.8%)。此外,结肠癌中枢淋巴结转移比率较高(18% ~52%),甚至高于肠旁淋巴结(52% vs.48%),故单纯强调切除肠管长度,而忽略切除系膜面积是否合理。②沿 Toldt 融合筋膜层面进行操作,如何进行质量控制,学者之间存在争议。有学者认为间位结肠系膜后的分离操作,会使 Toldt 融合筋膜这一无成形的结构随分离的结束而消失。那么,如何保证切除的系膜是完整的。③清扫淋巴结至供养血管根部已达成共识,但由于结肠血管存在变异,特别是右半结肠,如何彻底清扫根部淋巴结存在争议。

2009 年,德国的 Hohenberger 教授提出完整结肠系膜切除术(complete mesocolic excision,CME),进一步完善并改进了 D3 手术,为结肠癌的规范化手术指明了方向。淋巴回流一般沿伴行供血动脉,故 Hohenberger 提出切除肠管的长度由主干血管弓支配的范围确定。从胚胎发育解剖学角度讲,间位结肠系膜后叶亦应有完整的脏层筋膜覆盖,故对于间位结肠行整块切除,需在 Toldt 间隙操作,并重点提出系膜后叶脏层筋膜的存在,手术应尽量保证它的完整。同时,要求彻底暴露供应血管根部的上一级血管,辨认清楚后行中央结扎,以避免由于误扎血管,仅行 D2 手术。最后,对于手术切除标本应由病理医师行手术质量分级评估(图 2-3),应保证分级达到 C 级以上。

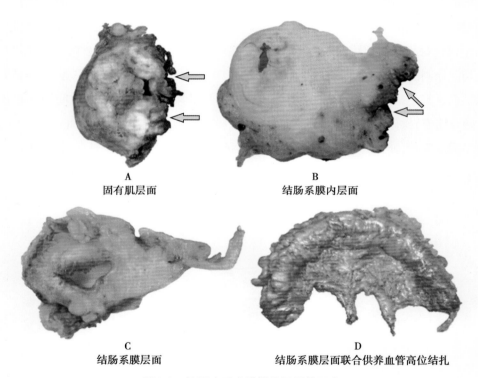

A
固有肌层面

B
结肠系膜内层面

C
结肠系膜层面

D
结肠系膜层面联合供养血管高位结扎

图 2-3 结肠癌手术质量分级评估示意

引自 West NP,Morris EJ,Rotimi O,et al. Pathology grading of Colon cancer surgical resection and its association with survival:a retrospective observational study. Lancet Oncol,2008,9(9):857-865.

(王杉 沈凯)

参 考 文 献

［1］Jamieson JK,Dobson JF. The lymphatics of the Colon. Proc R Soc Med,1909,2(Surg Sect):149-174.

［2］Macdonald JS. Adjuvant therapy of Colon cancer. CA Cancer J Clin,1999,49(4):202-219.

［3］大腸癌研究会. 大腸癌取扱い規約. 第7版. 东京:金原出版社,2009:44-46.

［4］Tan KY,Kawamura YJ,Mizokami K,et al. Distribution of the first metastatic lymph node in Colon cancer and its clinical significance. Colorectal Dis,2010,12(1):44-47.

［5］李国新,丁自海,张策,等. 腹腔镜下左半结肠切除术相关筋膜平面的解剖观察. 中国临床解剖学杂志, 2006(3):298-301.

［6］韩方海,詹文华,张肇达,等. 与结肠癌、直肠癌根治手术有关的腹腔和盆腔筋膜及其间隙. 中国现代手术学杂志,2003,7(4):316-320.

［7］West NP,Morris EJ,Rotimi O,et al. Pathology grading of Colon cancer surgical resection and its association with survival:a retrospective observational study. Lancet Oncol,2008,9(9):857-865.

第三章 完整结肠系膜切除术的胚胎发育学基础

第一节 结肠的发生和发育

结肠是指由盲肠至直肠、乙状结肠交界处的一段大肠。人胚发育至妊娠第 3 周末时,三胚层胚盘向腹侧卷折,胚体由扁盘状变为圆柱状。内胚层在胚体内形成一条纵形的管道,称为原始消化管。原始消化管的中部腹侧与卵黄囊相通,称为中肠;头侧份称为前肠,尾侧份称为后肠。前肠和后肠向腹侧卷折,包裹中肠。前肠分化为咽、食管、胃和十二指肠的上段、肝、胆、胰以及呼吸系统的原基;中肠则分化为十二指肠下段至横结肠的右 2/3 部分;后肠分化为横结肠的左 1/3 至肛管上段。

妊娠第 4 周时,由于中肠的增长速度远比胚体快,致使肠管形成一凸向腹侧的 U 形弯曲,称为中肠袢。妊娠第 5 周开始,随着胚体和原肠的增长,卵黄囊相对变小,中肠和卵黄囊的连接部分逐渐变窄成为薄蒂,形成卵黄蒂,在中肠向腹侧脐部呈弓形弯曲时,它起着领先点的作用。卵黄血管连接于卵黄囊,在分化过程中仅其中一根成为优势血管,其他均退化,留下肠系膜上动脉供应中肠区域,中肠以肠系膜上动脉为轴心,呈逆时针方向旋转(从胚腹面观)(图 3-1)。

中肠袢顶部与卵黄蒂通连,卵黄蒂以上为中肠袢头支,卵黄蒂以下为中肠袢尾支。尾支近卵黄蒂处有一突起称为盲肠突,为大肠和小肠的分界线,是盲肠和阑尾的原基。未来的盲肠以卵黄蒂尾侧肠的扩张为标志。

胚胎发育到第 10 周时,腹腔增大,原来突入脐腔的肠袢退回腹腔,小肠先退回并盘曲在腹腔中,盲肠退入右髂窝,依次为升结肠和横结肠,降结肠则推向腹腔左侧,其尾端移向中线,形成乙状结肠,升结肠和降结肠的系膜紧贴腹膜壁层,相对的浆膜面合成融合筋膜。

中肠的增长和旋转共发生三个阶段。妊娠第 6 周,中肠袢生长迅速,腹腔容积相对变小,由于肝、肾的发育,迫使中肠袢突入脐带内的胚外腔,即脐腔,形成生理性脐疝。

1. 第一阶段为开始时期,肠袢在脐腔内继续生长,并以肠系膜上动脉为轴,做逆时针方向 90° 旋转,中肠袢则由矢状方向转成水平方向,即头支从胚体头侧转向右侧,尾支从尾侧转

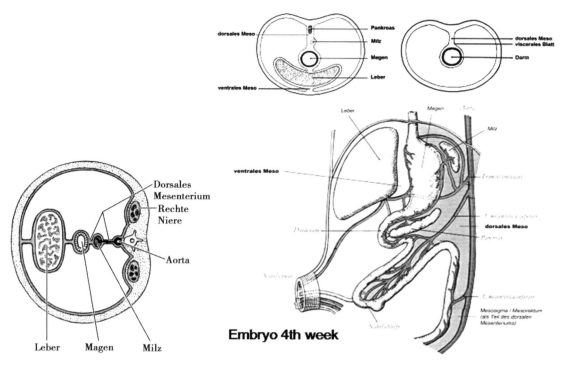

图 3-1　原始消化管的形成和中肠的旋转

Leber：肝脏；Magen：胃；Milz：脾脏；Aorta：主动脉；Rechte Niere：右肾；Dorsales Mesenterium：肠系膜；
Embryo 4th week：四周胚胎
（图片系德国埃尔兰根纽伦堡大学外科学系 Werner Hohenberger 教授惠赠）

向左侧。中肠袢的头支比尾支增长更快，形成数个肠袢。盲肠突的顶端迟于其他部位发育，在妊娠第 8 周形成阑尾。在分化过程中起始阶段，阑尾位于中心位置，但由于盲袋的不同发育方式，最后多数移位内侧。在此阶段逆时针旋转，使增长的前动脉原肠转为盲肠区域的右侧，为原肠返回腹腔阶段作准备。

2. 第二阶段为中肠返回腹腔和 180°逆时针旋转。在妊娠第 10 周期间，腹腔增大，中肠袢从脐腔退回腹腔，脐腔随之闭锁，其发生机制尚不清楚。增长的中肠袢返回腹腔过程中，把腹腔内结肠推向左侧，盲肠部分最后返回。头支在前，尾支在后，并且以肠系膜上动脉为轴继续逆时针方向再旋转 180°。这样，肠袢共旋转了 270°，使结肠位于肠系膜上动脉前侧。头支逐渐转至左下方，尾支转至右上方。由于肝大，近端结肠移位于腹腔尾侧。结肠解剖变异多数发生在此阶段。

3. 第三阶段为旋转完成，结肠逐渐固定于腹腔壁。从妊娠第 12 周到出生后一段时间，在持续变化中形成最后的位置。

结合以上中肠旋转的过程，最后盲肠突以后的尾支横过十二指肠腹侧形成横结肠的右 2/3；盲肠突近端膨大形成盲肠，始居腹腔右上方，紧邻肝右叶，以后下降至右髂窝，升结肠随

13

之形成。盲肠突远端狭窄部分形成阑尾。肠袢退回腹腔时,后肠被推向左侧,形成横结肠的左 1/3 部分降结肠和乙状结肠(图 3-2)。

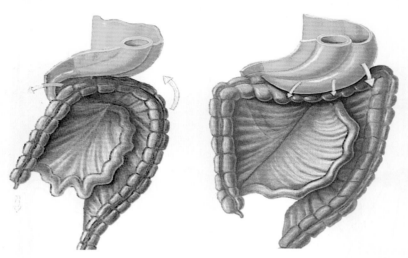

图 3-2　结肠逐渐固定于腹腔壁并在持续变化中形成最后的位置
(图片系德国埃尔兰根纽伦堡大学外科学系 Werner Hohenberger 教授惠赠)

在阑尾和结肠发育过程中,阑尾、盲肠及近端结肠营养物质主要由中肠(肠系膜上)动脉供应,伴有相应的静脉和淋巴回流。中肠和后肠的交感神经支配来源于胸 8 到腰 2,经由内脏神经和腹盆腔自主神经丛。中肠的副交感传出神经来自脑干神经节前细胞体的第 X 对脑神经(迷走神经)。远端结肠(横结肠远端 1/3、降结肠、乙状结肠)部分均来自后肠,营养物质主要由后肠(肠系膜下)动脉供应,伴有相应的静脉和淋巴回流,其副交感传出神经来自腰 2、腰 3 和腰 4 神经,经由内脏神经。

(张忠涛　杨盈赤)

第二节　结肠系膜和筋膜的发生和发育

盲肠大部分被腹膜包被,因无系膜,位置较固定,其中小部分变异为移动性盲肠,其后没有腹膜覆盖,直接依附在髂肌和腰大肌上,或与回肠末端、升结肠一并通过较长的系膜固定于腹后壁。回肠与盲肠连接处系膜增厚、延伸,形成盲肠上、下韧带。回盲肠上、下韧带和阑尾系膜之间形成三个盲肠周隐窝。升结肠为腹膜间位器官,前面和两侧被覆盖腹膜。但也有部分个体结肠全部包有腹膜而游离于腹腔。升结肠前面与右腹壁可能存在轻微的粘连,称为 Jackson 膜。升结肠后面没有腹膜,代之以 Toldt 融合筋膜,由胚胎期肠系膜和后壁腹膜融合形成。侧面的腹膜反折为 Toldt 线。横结肠横跨腹部,完全由腹膜覆盖,借横结肠及其系膜可将腹膜腔分为结肠上区和结肠下区。横结肠系膜根部与十二指肠、胰腺关系密切。与升结肠相同，腹膜覆盖其前面和侧面，偶有降结肠系膜。乙状结肠完全被腹膜包裹，乙状结肠系膜呈倒 V 字形附着于乙状结肠间窝。

以上是从传统意义上介绍结肠的系膜和筋膜。基于升、降结肠是腹膜间位器官的传统认识，大部分局部解剖学书籍未明确提及其系膜。但就像上述胚胎学发生描述过程中所提及那样，升降结肠存在结肠系膜，并且该系膜从胚胎发育早期就存在，在以后的发育过程中，随着肠袢旋转，升降结肠及其系膜和后腹壁贴附，融合成为一层，但其间仍然存在间隙，可以被锐性分离，这也是 CME 手术的胚胎学基础。实际上，在胚胎发育早期，原始消化管及其系膜周围均被脏层筋膜包裹，连接于腹壁，而腹壁表面亦覆盖壁层筋膜。随着肠袢旋转，结肠分化形成，最终包裹升结肠和降结肠肠管及系膜的脏层筋膜与后方腹壁壁层筋膜融合固定，其中覆盖于腹盆腔壁和腹盆腔脏器表面的筋膜存在间皮细胞成分，构成浆膜后形成腹膜。结肠和直肠及其系膜被脏层筋膜/腹膜像信封一样包裹，从盆腔延续到腹腔。在胚胎学上，结肠和直肠一样均起源于后肠，结肠及其系膜也像直肠系膜一样，被两层筋膜（脏腹膜）包绕，在手术中只要在脏层筋膜和壁层筋膜之间的间隙分离，就会清楚地显露每一个正常解剖结构和变异结构，并进行恰当处理。既不会遗留肿瘤，也不会损伤正常器官，同时发现新的变异。

与之相对应的升降结肠系膜对着后腹壁的表面筋膜组织，没有浆膜化被称为脏层筋膜（又称为结肠系膜后叶）。首都医科大学附属北京友谊医院通过术中解剖和完整结肠系膜病理大切片法分别证实了结肠脏层筋膜的存在（图 3-3、图 3-4）。因此，结肠标本的结肠系膜后叶脏层筋膜是否完整，对于结肠癌，尤其是 CME 手术质量评估是非常重要的（图 3-5）。因

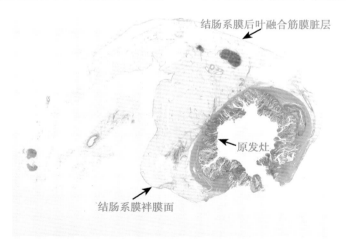

图 3-3　结肠系膜后叶脏层筋膜存在完整连续的膜结构（30 倍低倍视野）

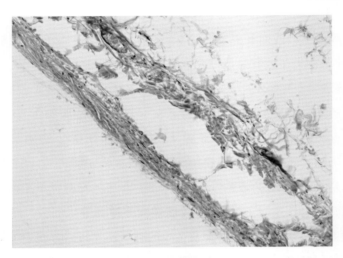

图 3-4　膜结构主要由纤维结缔组织组成（150 倍高倍视野）

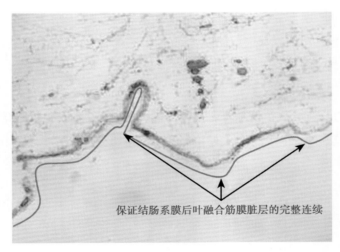

保证结肠系膜后叶融合筋膜脏层的完整连续

图 3-5　术者可以通过脏层筋膜是否完整来判断 CME 的完成
质量（30 倍低倍视野）

此,中央结扎营养血管和锐性分离胚胎学层面是两个重要的肿瘤学原则:保持整个标本的系膜脏层的连续性和完整性,以达到完整包裹肿瘤及其淋巴回流的目的。因为淋巴转移是沿着营养血管发生的,确切的中央结扎能保证最大限度的淋巴结清扫。如果任何结肠外器官或组织被侵犯,应通过整块切除来实现,任何试图分离肿瘤同周围组织的粘连都可能导致肿瘤的腹腔播散转移和原位复发。

（张忠涛　杨盈赤）

第三节　完整结肠系膜切除术的外科平面

Heald 提出的"神圣平面(holy plane)"并不仅局限于直肠,而且在左侧继续向上延续,经乙状结肠、降结肠,达胰腺背侧及包绕脾脏,右侧由盲肠向上经升结肠,达胰头十二指肠,终于系膜根部。这就为 CME 的操作提供了相应的外科平面。其实,胚胎期形成的结肠系膜后方的系膜层面和间隙并不是一个新的概念,100 多年前就已经出现了。外科平面是可通过解剖形成的,具有可重复性的相邻器官和组织之间的潜在间隙。比如在右半结肠的手术中,肠系膜内间隙位于大网膜的后方和横结肠系膜的前方,与横结肠后间隙通过横结肠系膜根部相通,因此切除横结肠系膜必须通过肠系膜内间隙。在很多情况下,外科平面存在的线索,往往只是通过腹膜覆盖的窗口察觉脏器结构与体壁结构之间的活动性。这些平面往往是胚胎时期不同的胚层或结构相互愈着的界面,一般没有重要的血管、神经或者其他关键结构通过,并且由于不同胚层之间并无牢固的纤维粘连,因此容易分离而不会损伤重要结构。

CME 外科平面的形成从胚胎期就已经开始了。中肠逆时针旋转 270°,小肠及其背系膜转向左下方,右半结肠及其背系膜转向右后方,升结肠后壁及升结肠系膜后叶与腹后壁腹膜融合,形成右 Toldt 融合筋膜(Toldt 间隙),其外界为升结肠外缘与侧腹壁腹膜相连处形成的皱襞即右 Toldt 线,上界为十二指肠水平部下缘,内界与下界为小肠系膜根部。右 Toldt 间隙向上在十二指肠水平部前方与胰头十二指肠前间隙相接续,在十二指肠水平部后方与胰后 Treiz 间隙相接续,向内下与小肠系膜间隙相接续。由于后肠的旋转,左半结肠及其背系膜转向腹腔的左后方,降结肠后壁与降结肠系膜后叶也与腹后壁腹膜相融合,形成左 Toldt 融合筋膜(Toldt 间隙),其内界达腹主动脉前缘,外界为降结肠外缘与侧腹膜相连处形成的皱襞,即左 Toldt 线,上界为横结肠系膜根部,下界为乙状结肠系膜根部。左 Toldt 间隙向上与胰后 Treiz 间隙相接续。至此,形成了整个 Toldt 融合平面。

悉尼 Concord 医院的 Boke 最早报道了外科层面同治疗效果的关系。他们通过研究证实了外科手术技术和以胚胎学为基础的脏壁层筋膜完好无损的重要性,在 867 名没有接受辅助化疗的结肠癌患者中,1971 年至 1979 年,未经专业培训的外科医师治疗的结肠癌患者 5 年生存率为 48.1%。而 1980 年至 1995 年,具有专科技能的结直肠外科医师治疗的结肠癌患者 5 年生存率达到了 63.7%。在这个发展过程中,伴随着对结肠癌根治术切除标本的系膜层面认识的进步,而这促进了在结肠癌治疗过程中对系膜层面及完整性的重新认识,他们的研究结果显示,以系膜解剖层面切除结肠癌病灶的规范化手术可以成为独立于其他因素以外的改善预后的因素。Sagap 等通过研究证实,尽管外科医师可以在术中判断切除标本的完整性,但完整系膜切除术中所强调的系膜完整性还是要坚持的,因为潜在的淋巴结转移的风险在术中是无法判断的。Culligan 的综述也认为，根据系膜的解剖层面命名手术方式是科学的，CME 也是一种新的命名，并且有助于结肠癌手术方式的规范。CME 的外科平面最终统一于这个平面。沿着这一平面进行解剖，可以避免损伤肾、输尿管和生殖血管等腹膜后脏器，避免损伤自主神经和血管，还能保持肠系膜的完整性。

为了证实结肠系膜 CME 外科操作平面的存在及系膜脏层的屏障作用，北京友谊医院普外科同解剖教研室的专家及技师合作应用牙托粉树脂作为灌注材料进行了系膜灌注的相关解剖研究，结果观察到：右半/左半结肠系膜后叶脏层筋膜均无灌注凝胶渗出，脏壁层筋膜间隙无染色；后方壁层筋膜结构保持完整，双侧输尿管和生殖血管均被腹膜下筋膜完整覆盖；在右半结肠，分离至肠系膜上动脉根部后进一步分离十二指肠，可见右半结肠系膜壁层及结肠系膜浆膜面保持完整，十二指肠前筋膜可以完整地剥离出来。研究结果说明，结肠系膜后叶脏层筋膜完整连续，存在外科平面并且对胶体的压力和渗透有一定的屏障作用（图 3-6、图 3-7）。

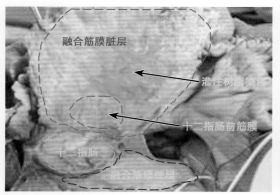 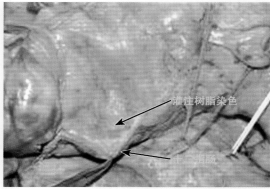

图 3-6 结肠系膜外科平面解剖灌注结果（右半结肠）

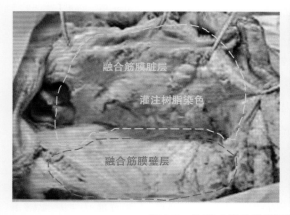 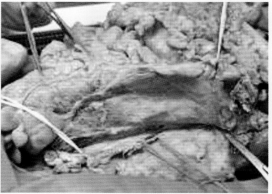

图 3-7 结肠系膜外科平面解剖灌注结果（左半结肠）

（张忠涛 杨盈赤）

参 考 文 献

［1］ 汪建平.中华结直肠肛门外科学.北京：人民卫生出版社,2014.

［2］ Wind GG.腹腔镜手术图谱解剖与进路.曹华,李贵心,黄雄飞,译.福建：福建科学技术出版社,2004.

［3］ 邹仲之,李继承.组织学与胚胎学.第7版.北京：人民卫生出版社,2008.

［4］ 吴在德,吴肇汉.外科学.第7版.北京：人民卫生出版社,2008.

［5］ MarvinML.结肠与直肠外科学.杜如昱,王杉,汪建平,主译.第2版.北京：人民卫生出版社,2009.

［6］ 叶颖江,王杉.对完整结肠系膜切除理念的再认识.中华胃肠外科杂志,2012,15（10）:1005-1007.

［7］ 张忠涛,杨盈赤.结直肠癌手术的质量控制标准：从TME到CME——新的概念带来临床治疗效果的进步.中国实用外科杂志,2012,32（1）:5-8.

［8］ Tomislav P,Zoran R,Milan B. Complete mesocolic excision with central supplying vessel ligation new technique in colon cancer treatment. Arch Oncol,2010,18（3）:84-85.

［9］ Hermanek P,Hermanek PJ. Role of the surgeon as a variable in the treatment of rectal cancer. Semin Surg Oncol,2000,19:329-335.

［10］ Hermanek P,Mansmann U,Staimmer DS,et al. The German experience:the surgeon as a prognostic factor in colon and rectal cancer surgery. Surg Oncol Clin N Am,2000,9:33-49.

［11］ Jamieson JK,Dobson JF. The lymphatics of the colon:with special reference to the operative treatment of cancer of the colon. Ann Surg,1909,50:1077-1090.

［12］ Zhang C,Ding ZH,Yu HT,et al. Retrocolic spaces:anatomy of the surgical planes in laparoscopic right hemicolectomy for cancer. Am Surg,2011,77:1546-1552.

［13］ Birgissona H,Talbackb M,Gunnarssona U,et al. Improved survival in cancer of the colon and rectum in sweden. Eur J Surg Oncol,2005,31（8）:845-853.

［14］ Rogers DS,Paidas CN,Morreale RF,et al. Septation of the anorectal and genitourinary tracts in the human embryo:crucial role of the catenoidal shape of the urorectal sulcus. Teratology,2002,66（4）:144-152.

［15］ Müller F,O'Rahilly R. The prechordal plate,the rostral end of the notochord and nearby median features in staged human embryos. Cells Tissues Organs,2003,173（1）:1-20.

［16］ Bokey EL,Chapuis PH,Dent OF,et al. Surgical technique and survival in patients having a curative resection for Colon Cancer. Dis Colon Rectum,2003,46:860-866.

［17］ Sagap I,Elnaim AL,Hamid I,et al. Surgeons'evaluation of colorectal cancer resections against standard hpe protocol-auditing the surgeons. Indian J Surg,2011,73（3）:194-198.

［18］ Culligan K,Remzi FH,Soop M,et al. Review of nomenclature in colonic surgery-proposal of a standardised nomenclature based on mesocolic anatomy. Surgeon,2013,11（1）:1-5.

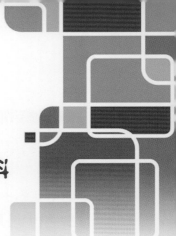

第四章　完整结肠系膜切除术的外科解剖学基础

第一节　概　　述

一、完整结肠系膜切除的解剖学内容

结肠并非单纯的肠管,而是由肠管和系膜组成的完整器官。结肠借助系膜周围的粘连(胚胎时期的系膜融合)固定于腹后壁和邻近器官,借助系膜根部的血管—神经—淋巴蒂与腹后壁的大血管、神经丛、淋巴管相连接。

完整结肠系膜切除术(complete mesocolic excision,CME)的解剖学内容包括:①切除结肠器官:不仅切除肠管,还要完整、无损伤地切除结肠系膜——腹膜/结肠固有筋膜所包绕的血管、神经、淋巴管及其周围脂肪组织;②结扎中央血管(central vascular ligation,CVL),以切除相应淋巴结。这些操作的顺利实施有赖于对结肠及其系膜解剖的理解。

(一) 系膜的本质

系膜(mesentery)的拉丁文词源自"mesos",本意是居中,引申为悬吊。在 *Terminologia Anatomica* 中,前缀"meso-"表示悬吊某个器官的两层腹膜,后缀表示器官,比如 meso-colon (结肠系膜)、meso-appendix(阑尾系膜)、meso-varium(卵巢系膜)。因此,"系膜"包含"系"和"膜"两层意思:①悬系:将脏器悬吊于腹壁或其他结构上。②成膜:壁腹膜于特定部位折叠,套入脏器,移行为脏腹膜;血管、神经、淋巴管经过未被腹膜套入的"裸区"进出器官;多余的脏腹膜自身折叠,包绕血管、神经等,形成系膜,从而实现如下功能:固定器官,提供路径(血管、神经和淋巴管),贮存脂肪。据此,系膜可定义为:将器官悬吊于腹壁或腹膜形成物上,包含器官的血管、神经和淋巴管以及脂肪组织的双层腹膜襞。从这一定义可以看出,系膜的本质是血管、神经、淋巴管出入器官的通道。

(二) 结肠及其系膜的范围

结肠和直肠合称大肠。结肠是指自回盲瓣至直乙交界部的肠管,以回盲瓣上缘、肝结肠韧带右缘、膈结肠韧带下缘、髂结肠韧带上缘、第三骶椎上缘为界线,分为盲肠、升结肠、横结肠(包括结肠肝曲和结肠脾曲)、降结肠、乙状结肠等 5 个部分。直肠是指自直乙交界部(约第三骶椎上缘）至齿状线的肠管（图4-1）。

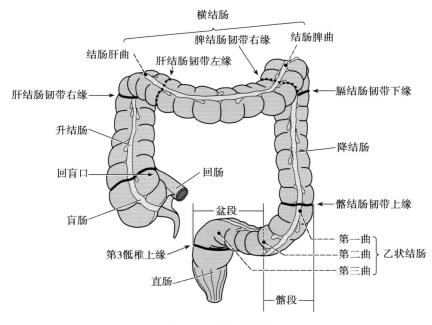

图 4-1　结肠的分段

升结肠系膜以肠系膜上血管为界与小肠系膜相连，以胃结肠干为界续于横结肠系膜。横结肠系膜以胰体下缘为界移行为降结肠系膜。降结肠系膜以左结肠-乙状结肠动脉分叉为界移行为乙状结肠系膜。乙状结肠系膜于第三骶椎上缘移行为直肠系膜。

（三）结肠系膜的固定方式

1. 胃肠及其系膜的生长和旋转　胃肠及其系膜在腹腔的分布和固定，是胚胎时期肠转位和系膜融合的结果。胚胎早期的原始消化管位于腹腔正中，借背侧系膜连于腹后壁和膈。此外，前肠还借助腹侧系膜连于脐以上腹前壁和膈。原始消化管以腹腔动脉、肠系膜上动脉和肠系膜下动脉为血供来源和标志，分为前肠、中肠和后肠。在腹部消化管中，食管腹段、胃和十二指肠（胆总管开口水平以上部分）由前肠发生；十二指肠远段、空肠、回肠、盲肠、升结肠和横结肠的右侧 2/3 段由中肠发生；结肠其余部分和直肠肛管齿线以上的部分由后肠发生（表4-1）。

根据结肠的胚胎学来源，可将结肠大致分为右侧结肠和左侧结肠。右侧结肠——盲肠、升结肠、横结肠右侧 2/3——是中肠的衍生物，由肠系膜上动脉供血。左侧结肠——横结肠左侧 1/3（结肠脾曲）、降结肠、乙状结肠——是后肠的衍生物，由肠系膜下动脉供血。

前肠的旋转和中肠的转位是人体消化管最终布局的原因，这两个过程是相互联系的。

表 4-1 原始消化管的分段、衍生物及其物流通道

分段	衍生物	动脉	静脉	交感神经	副交感神经	淋巴管
前肠	食管、胃、十二指肠近侧部（胆总管以上）、肝、背胰	腹腔动脉	脾静脉 门静脉	腹腔丛	迷走神经	腹腔
中肠	腹胰、十二指肠远侧部（胆总管以下）、空肠、回肠、右侧结肠（阑尾、盲肠、升结肠、横结肠右侧2/3）	肠系膜上动脉	肠系膜上静脉	肠系膜上丛	迷走神经	肠系膜上
后肠	左侧结肠（横结肠左侧1/3、降结肠、乙状结肠）、齿状线以上的直肠	肠系膜下动脉	肠系膜下静脉	肠系膜下丛	盆内脏神经	肠系膜下

前肠的旋转使胰、十二指肠先固定于腹后壁。中肠最初借背侧系膜连于腹后壁正中线，由于肠管生长快于系膜，中肠逐渐以 U 形肠袢突入脐环，形成暂时性的生理性中肠疝，进而以肠系膜上动脉为轴，逆时针旋转 270°（前面观），由矢状位变为水平位；其后随着腹腔容积的增加，中肠袢快速返回腹腔，并在冠状面上逆时针旋转 180°，到达成体所处的位置。中肠转位的结果是：①小肠和结肠位置交换——小肠由上方转到内侧（中线侧）；结肠由下方转向外侧（右侧）。②中肠血管与中肠起始部形成交叉——肠系膜上动脉从前方跨过十二指肠水平部。后肠的旋转较少，仅随中肠的旋转被推向左侧。

2. 结肠及其系膜的融合固定　胃肠及其系膜完成旋转后，粘连并固定于腹后壁或其他系膜（胃系膜、十二指肠系膜）；两者之间的原始腹膜发生融合，形成系膜与系膜之间，系膜与腹后壁之间潜在的脏壁层筋膜间隙（图 4-2）。中肠系膜和腹后壁发生粘连，形成尖下底上的倒三角形融合区（右肠系膜窦）；其中线侧界为肠系膜根部腹膜反折——自 L₂ 椎体左缘的十二指肠上壁，斜向右下经十二指肠水平部、腹主动脉、下腔静脉、右输尿管和右腰大肌前面，至右髂窝形成肠系膜根部下缘；外侧界为右结肠旁沟腹膜反折——自盲肠外侧壁始，经升结肠外侧向头侧延伸；于结肠肝曲外缘转向左侧，于十二指肠降部右缘续于横结肠系膜根部。中肠末段的系膜，其后缘与胰十二指肠下份发生粘连，形成狭长的横结肠系膜根部——自十二指肠降部右缘，经胰头中份、胰颈下缘、向左延伸至胰体尾前下缘；其后上面与大网膜后层发生粘连，向前止于横结肠网膜带，形成部分游离的横结肠系膜。后肠系膜自结肠脾曲开始转向左下，与腹后壁发生粘连，形成 D 形的融合区（左肠系膜窦），其中线侧界基本沿原始系膜根部走行——自十二指肠上壁开始，沿主动脉右缘，至骶岬入盆，形成降乙结肠系膜根部腹膜反折；其外侧界为左结肠旁沟腹膜反折；在左腰大肌和左髂总动脉之间，后肠系膜未发

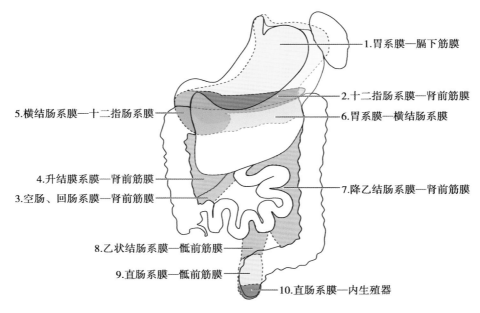

图 4-2　胃肠系膜的融合

生完全融合,形成乙状结肠系膜的跳跃性外观。

结肠在固定的过程中,还与腹壁之间形成膈结肠韧带、髂结肠韧带这样的纤维性粘连;或者与胃系膜之间形成肝结肠韧带、脾结肠韧带这样的腹膜性粘连。这些都是固定结肠的生理结构。

3. 结直肠系膜的分段和外观　结肠及其系膜与腹后壁、胰十二指肠、大网膜发生粘连和融合,系膜的形态因而改变;改变的程度与融合的程度成正相关,即系膜融合度越高,越缺乏典型的系膜外观。

(1) 盲肠系膜:盲肠系膜的存在与否及其大小取决于右侧结肠与腹后壁融合的程度。当盲肠较游离时,可出现短的系膜。

(2) 升结肠系膜:升结肠由于完全融合,不存在游离的系膜。升结肠系膜以肠系膜上血管为标志和小肠系膜相连,以胃结肠干为标志续于横结肠系膜。

(3) 横结肠系膜:横结肠系膜因为融合于大网膜,中段保留了部分游离的外观;但结肠肝曲和结肠脾曲的系膜固定于腹后壁。横结肠系膜以胰体下缘为标志续于降结肠系膜。

(4) 降结肠系膜:降结肠系膜,2/3 缺乏游离的外观,1/3 可有游离的短蒂。降结肠系膜与乙状结肠系膜的分界为左结肠-乙状结肠动脉分叉。

(5) 乙状结肠系膜:乙状结肠系膜是后肠系膜和腹后壁之间跳跃性融合的产物,存在从融合到游离再到融合的转变。在左腰大肌和左髂总动脉两侧是系膜较固定的部分;在两者

23

之间是系膜较游离的部分。系膜融合的边界在立位时呈∧形,附着于左髂总动脉分叉处,形成所谓"乙状结肠系膜根"。∧形的左侧支向左跨过左腰大肌内缘,右侧支跨左髂总动脉入盆,两支之间为乙状结肠间隐窝,乙状结肠系膜于S₃椎体上缘移行为直肠系膜。

（6）直肠系膜：直肠系膜是后肠系膜的末段,向尾侧逐渐缩窄至盆膈水平。直肠系膜由于盆壁的限制而变为桶形,缺乏典型系膜的外观。直肠系膜不仅是存在于直肠后外侧,而且存在于直肠下段前面,两者在直肠下段周围形成环形的系膜。

二、结肠系膜游离的解剖学基础

根据胚胎学(详见第三章)和上述解剖学基础,可以认为结肠系膜的游离过程是系膜融合过程的逆过程,这一理论同样被手术实践所证实。

1. 间隙 结肠系膜和腹后壁、胰十二指肠、胃系膜之间潜在的脏壁层筋膜间隙为结肠系膜的游离提供了天然的外科间隙,在这些外科间隙中,仅有的不可逾越的障碍是肠系膜上、肠系膜下血管这样的系膜根部血管(图4-3)。

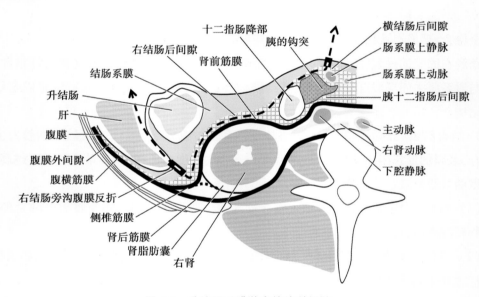

图 4-3 升结肠系膜游离的外科间隙

2. 平面 肾前筋膜是结肠系膜融合的对象。结肠固有筋膜是维持系膜形态学完整的纤维性膜。两者是结肠系膜游离不应突破的平面。

3. 入路 融合边界——结肠系膜周围的腹膜反折线,是进入脏壁层筋膜间隙的天然入路。这一特点在左半结肠切除和乙状结肠切除过程中表现得更明显;在右半结肠切除过程中,由于手术切除的仅仅是中肠的一部分,因而,作为小肠、结肠自然边界的肠系膜上血管就成为进入系膜内间隙和系膜后脏壁层筋膜间隙的中线侧入路(图4-3)。

4. 标志　结肠系膜和腹后壁发生融合时形成各种纤维性粘连（各种韧带）是辨认这些入路的起止标志。

三、结肠血管结扎的解剖学基础

中央血管结扎（CVL）中涉及的结肠血管包括：肠系膜下动、静脉；肠系膜上静脉的右侧属支（回结肠静脉、胃结肠干、中结肠静脉）及其伴行动脉。解剖这些血管可遵循的解剖学原则包括正确的外科间隙、以血管网为线索进行追踪和局部解剖学标志。

1. 间隙　系膜根部血管：肠系膜下动、静脉是连接降乙结肠系膜和腹后壁大血管的唯一纽带，是脏壁层筋膜间隙中仅有的不可逾越的障碍。在脏壁层筋膜间隙内解剖，血管在游离系膜的过程中自然出现。系膜内血管：肠系膜上静脉的右侧属支及其伴行动脉是系膜内血管，必须在系膜内间隙解剖。

2. 血管网线索　血管网是由主要血管不断分支形成的多级网络，理论上讲，任何血管都能沿着上、下级血管追踪定位，沿着主要的线索血管追踪其分、属支（顺藤摸瓜），是结肠血管定位的解剖学基础和主要技巧。对于盲肠、升结肠、横结肠的血管来说，其主要线索为肠系膜上静脉，对于降结肠、乙状结肠的血管来说，其主要线索为肠系膜下动脉。这些线索血管具有位置恒定、位置表浅和结构坚韧的特点，便于定位、显露和解剖。

3. 标志　血管在走行过程中，自身或毗邻结构的特殊外观，可作为定位这些血管的标志。比如肠系膜下动脉起始部尾侧的主动脉分叉、肠系膜下静脉终末部前面的十二指肠上壁、胰尾、回结肠动脉附近的十二指肠水平部下缘、胃结肠干后面的胰切迹等。

对结肠系膜周围脏壁层筋膜间隙、系膜内间隙，以及血管解剖的理解，是正确游离系膜、解剖血管和保护自主神经的解剖学基础。

（张策）

第二节　结肠周围筋膜及间隙

一、结肠系膜

按照传统解剖学概念，"系膜"是指悬吊器官的两层腹膜。乙状结肠、横结肠作为腹膜内位器官，结肠肠管及其系膜均被腹膜所包绕，其结肠系膜长且活动度大；而升结肠、降结肠作为腹膜间位器官，与后方腹后壁愈着固定，只有肠管表面被腹膜覆盖，没有系膜，供应血管和回流淋巴组织位于"后腹膜"后面。长时间来，很多外科学者行升结肠癌、降结肠癌手术时重视切除肠管的范围，但是往往只是在"后腹膜"后方的脂肪组织内切断血管、清扫淋巴结，将

之与其前方的“后腹膜”和肠管一起切除。

1982 年，Heald 系统归纳提出了全直肠系膜切除术（TME），从此揭开了结直肠癌精细解剖手术的序幕，也提到了“外科系膜”的理念。通过外科锐性分离，可以将器官与器官、组织与组织之间的潜在间隙进行游离，从而恢复其胚胎发育时期的筋膜结构。TME 手术除切除原发肿瘤，还应保证直肠“外科系膜”的完整切除，从外科解剖学角度来讲，直肠系膜由直肠固有筋膜和 Denonvilliers 筋膜包绕，从而使外科医师能够找到“天使的手术层面（Holy plane）”，在该层面（脏层筋膜和壁层筋膜之间）走行，无血管，无出血，视野清晰，并且可以保证将直肠系膜彻底清除（图 4-4）。

图 4-4 TME 手术操作层面示意

1. 直肠；2. 直肠系膜；3. 梨状肌；4. 膀胱

引自张策，丁自海，余江，等. 直肠周围筋膜和间隙环形分布的解剖学观察. 中华胃肠外科杂志，2011，14（11）：882-886.

随着腹腔镜在结肠癌手术治疗的应用推广，通过术中放大的解剖观察，20 世纪 80 年代末日本和欧洲的外科学者先后提出间位结肠亦有“外科系膜”，发现在光滑的间位结肠及系膜脂肪与后方覆盖在输尿管、肾脏前的肾前筋膜之间存在疏松的网状结缔组织。手术在该层次操作可以将间位结肠及其系膜完整切除。2009 年，Hohengerger 等基于 TME 的解剖基础，提出结肠及其系膜的筋膜结构是直肠系膜筋膜的延续，从而引出完整结肠系膜切除术（CME）的手术理念。从外科解剖学角度看，间位结肠也是存在结肠系膜的，该系膜从胚胎发育早期即存在，在以后的发育过程中，随着肠袢旋转，升降结肠及其系膜与后腹壁贴附：其一侧面对游离腹腔，有间皮覆盖；另一侧面对腹后壁，无间皮覆盖。此时的结肠系膜不再是悬吊结肠的功能，这和传统解剖学上系膜的定义有所差异。实际上，间位结肠的外科系膜和直肠的外科系膜一样，其内含有脂肪纤维结缔组织、淋巴管、淋巴结和

肠系膜动静脉分支等结构。CME 则要求将结肠癌相关的区域系膜完整切除，以达到根治目的。

二、脏层与壁层筋膜

（一）脏、壁层筋膜与脏、壁层腹膜的关系

在胚胎发育早期，原始消化管及其系膜周围均被脏层筋膜（visceral fascia）包裹，连接于腹壁，而腹壁表面亦覆盖壁层筋膜（parietal fascia）。随着肠袢旋转，结肠分化形成，最终包裹升结肠和降结肠肠管及系膜的脏层筋膜与后方腹壁壁层筋膜粘连固定，而覆盖于腹、盆腔壁和腹、盆腔脏器表面的筋膜组织浆膜化形成腹膜。衬于腹、盆腔壁的腹膜称为壁层腹膜（parietal peritoneum），由壁腹膜返折并覆盖于腹、盆腔脏器表面的腹膜称为脏层腹膜（visceral peritoneum）。结肠和直肠及其系膜则被脏层筋膜和腹膜像信封一样包裹，从腹腔延续到盆腔。

（二）脏层筋膜

脏层筋膜覆盖乙状结肠、降结肠，直至胰后脾周，包绕十二指肠、胰头、盲肠、升结肠及右侧肠系膜根部，其呈"信封样"覆盖结肠系膜（图 4-5）。需要特别强调的是，这里的筋膜是广义的概念，它包括覆盖在脏器及系膜表面的腹膜组织，也包括埋于间位结肠及系膜后方的膜样致密结缔组织。在结肠发育过程中，乙状结肠系膜、横结肠系膜、升结肠及降结肠系膜前叶脏层筋膜暴露于腹腔，已完全浆膜化形成腹膜结构，而升结肠及降结肠系膜后叶埋于深处，仍以筋膜形式存在，并与周围筋膜（壁层筋膜）相融合。在间位结肠 CME 手术术中观察，可以明显发现在间位结肠及其系膜后方覆盖一层薄而透明的结缔组织结构（即脏层筋膜，图4-6），在升结肠和降结肠外下方该层筋膜结构较为致密和增厚，向上和向内筋膜变薄，分离需小心谨慎。脏层筋膜可以从结肠系膜上完整剥除，注水后可见其膜性结构存在（图 4-7）。

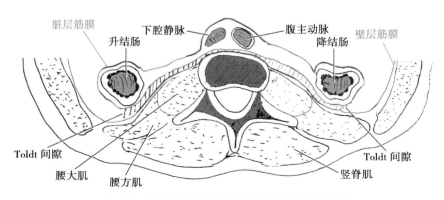

图 4-5　覆盖间位结肠肠管及系膜脏层筋膜示意

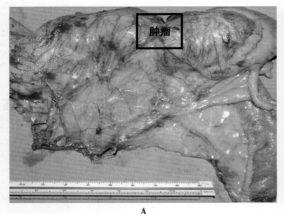
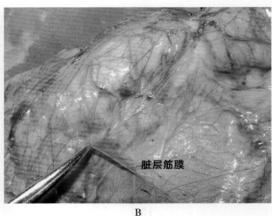

图 4-6　活体切除升结肠及系膜标本的筋膜结构
A. 整体观；B. 局部观

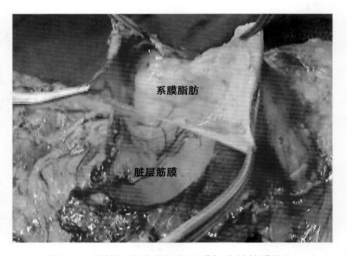

图 4-7　活体切除升结肠及系膜标本的筋膜解剖

（三）壁层筋膜

　　如前所述，间位结肠及其系膜同直肠系膜的脏层筋膜（非覆膜化的一面）一样，其对应胚胎发育期的腹盆壁，被覆一层胚胎期形成的壁层筋膜，这层筋膜即使到成人后一直存在（即使已与脏层筋膜相融合）。北京大学人民医院的实验团队通过对尸体解剖（图 4-8）和组织病理学（图 4-9）研究发现，即使脏层与壁层筋膜相融合，两层结构仍可以通过锐性分离游离，并且保持着独立的结构。腹盆腔的壁层筋膜具有连续性和统一性。腹腔壁层筋膜向下跨越骶岬进入盆腔延续为盆腔壁层筋膜（盆壁筋膜）。壁层筋膜分布在腹腔和盆腔的不同部位有相应的命名，如肾脏前的肾前筋膜（Gerota 筋膜）、主动脉前的主动脉前筋膜，以及髂肌前筋膜、腰大肌前筋膜和骶前筋膜等。腹腔壁层筋膜覆盖着肾脏、输尿管和生殖血管等结构。盆壁筋膜在骶骨前增厚形成骶前筋膜,覆盖骶骨、尾骨内侧面及神经、骶正中动脉和骶前静脉。实际上外科手术在分离结直肠时,如超过壁层筋膜则易引起输尿管和生殖血管损伤和出血,特别是骶前静脉丛的出血可危及生命。

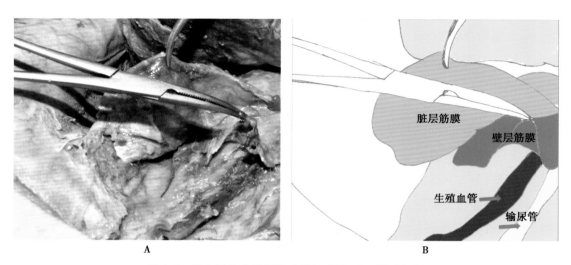

图 4-8　固定尸体升结肠及系膜的脏层、壁层筋膜解剖
A. 尸体解剖;B. 相应示意

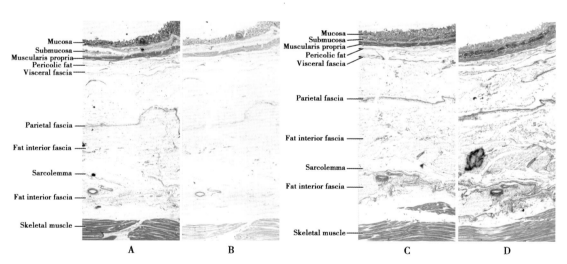

图 4-9　升结肠后方组织横断面石蜡切片
A. 苏木精-伊红染色(HE 染色法),×16;B. 平滑肌肌动蛋白染色(SMA 染色法),×16,血管平滑肌呈棕色,余不显色;C. 胶原纤维染色(Masson 染色法),×16,胶原纤维、黏液、软骨呈蓝色,细胞质、肌肉、纤维素、神经胶质呈红色;D. 胶原纤维染色(VG 染色法),×16,胶原纤维呈红色、肌肉呈棕黄色
引自 Gao ZD,Ye YJ,Zhang WG,et al. An anatomical,histopathological,and molecular biological function study of the fascias posterior to the interperitoneal colon and its associated mesocolon:their relevance to co-lonic surgery. J Anat,2013,223(2):123-132.

三、间隙

20 世纪初,澳大利亚解剖学家 Carl Toldt 首先发现覆盖于升结肠和降结肠系膜上的后壁腹膜的白色外侧反折,沿此线切开,可以轻易地将升结肠或降结肠向内侧翻起,此后人们将这一解剖结构命名为 Toldt 线。从解剖学上讲,Toldt 线是结肠系膜脂肪与侧腹壁结缔组织的分界线和两者表面腹膜的反折部位,它是结肠系膜在发育中与后外侧腹壁的融合边界。沿此线切开可以进入 Toldt 间隙(脏壁层筋膜间隙),锐性分离可见发丝样疏松网状组织——融合筋膜,这亦是连接结肠系膜脏层筋膜和腹后壁壁层筋膜(如肾前筋膜等)的组织。此间隙向内与对侧 Toldt 间隙相通,向上在右侧结肠肝曲附近水平方向分成胰前间隙和胰后间隙(即 Treitz 间隙),肝曲部包绕胰头、十二指肠,脾曲部包绕胰体尾部和脾脏。胰腺与大网膜囊后叶筋膜(胰腺前包膜)存在潜在的胰前筋膜,大网膜囊后叶筋膜向下延续形成大网膜前叶;胰腺与胰腺后方筋膜(胰腺后包膜)之间包含有脾动、静脉,与后方肾前筋膜之间形成潜在的胰后间隙(左侧命名为 Treitz 间隙,右侧为 Toldt 间隙),胰腺后方筋膜向下延续形成大网膜后叶。胰后间隙在胰腺下缘垂直方向分成两部分:大网膜后叶筋膜与横结肠系膜前叶筋膜形成的间隙;结肠系膜后方的间隙(图 4-10、图 4-11)。

需要特殊说明的是,脏壁层筋膜间隙内可见发丝样纤维结缔组织,被认为是融合筋膜,

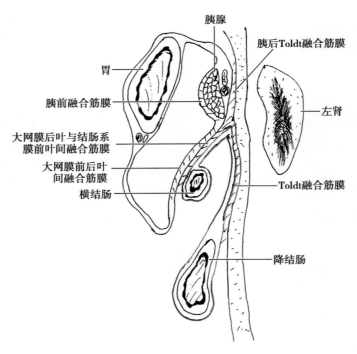

图 4-10　腹腔内筋膜矢状位示意

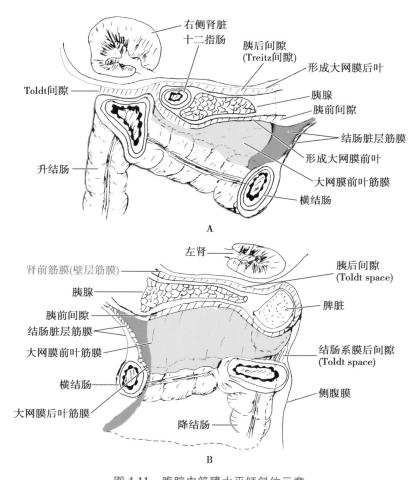

图 4-11　腹腔内筋膜水平倾斜位示意
A. 右半结肠；B. 左半结肠
绿色代表结肠脏层筋膜,红色代表对应的壁层筋膜
引自高志冬,叶颖江. 完整结肠系膜切除术相关的解剖标志——系膜、筋膜和
间隙. 中华胃肠外科杂志,2016,19(10);1084-1087.

它是胚胎发育时期脏器脏层筋膜与周围腹壁壁层筋膜,或与周围脏器脏层筋膜粘连融合而成,沿融合筋膜切开,也就是目前腹部手术常用的手术层面,可以获得手术中的潜在腔隙,沿此腔隙操作血管分布较少、层次清晰、操作视野干净。正是有这些潜在间隙的存在,才使得结肠手术中可以将结肠肠管、系膜组织以及包含其中的血管、淋巴组织完整整块切除。沿该层面操作是确保结肠系膜完整切除的根本,也是 CME 的精髓所在。在传统的外科手术中,医师们没有重视这层间隙的存在,分离手法多较粗糙。如 Zollinger 等手术图谱中提到的分离方法:"用裹以湿纱布的示指将其(结肠及其系膜)下的疏松组织分开。将右侧结肠结肠提向内侧时,术者应明确辨认出右输尿管并确定其无损伤……"其实,无论 TME 还是 CME 均强调解剖间隙的重要性,如果按照正确的间隙操作,在没有解剖变异的情况下,通常不会带来副损伤,并无必要特意寻找及游离输尿管。

(高志冬　叶颖江)

第三节　结肠淋巴系统

一、淋巴结回流

结肠的淋巴组织较为丰富,这也是结肠癌转移的最主要方式是淋巴结转移的原因之一。结肠通过黏膜及黏膜下毛细淋巴管与浆膜下毛细淋巴管相通,首先汇入肠周淋巴结,随后通过输出管注入中间淋巴结,最终汇入主动脉周围淋巴结(图4-12)。基于此,对于结肠癌患者,根治手术需清扫淋巴结至供应肿瘤的主干血管根部已得到共识。

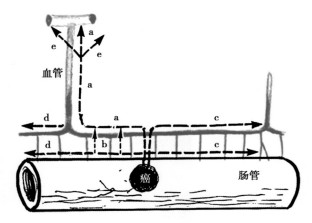

图4-12　结肠淋巴回流途径示意

a:正常淋巴回流;b:肠壁沿边缘血管回流;c:远隔部位血管方向回流;d:近端动脉以远回流;e:中央淋巴结附近的分散回流

引自大肠癌研究会编.大肠癌取报の规约.7版.东京:金原出版社株式会社,2006.

需要特别注意的是,结肠的位置和毗邻关系——结肠的上方毗邻胰腺、十二指肠、胃大弯和脾脏。在结肠和上述器官之间存在丰富的淋巴管连接环(arcade),故升结肠中上部、横结肠(包括结肠肝曲、结肠脾曲)肠周淋巴结理论上可以通过输出管向胰头周围、胰体尾下方、幽门下方、胃大弯周围、脾脏面下方回流。目前已有研究显示,对于右半结肠癌,约5%的病例可以出现胰头周围淋巴结转移阳性,甚至4%的病例会出现幽门下、胃大弯周围淋巴结阳性。

二、淋巴结分站

结肠淋巴结通常被分为三部分:结肠旁淋巴结、沿支配动脉周围淋巴结、支配血管根部淋巴结。20 世纪 80 年代,日本大肠癌研究会对结肠淋巴结分站进行了细化(见图 4-12),依照结肠淋巴结的解剖学和临床清扫范围分为:①肠旁淋巴结;②中间淋巴结;③中央淋巴结;④中枢淋巴结;⑤其他淋巴结。结肠壁淋巴结和结肠旁淋巴结规定为肠旁淋巴结。中间淋巴结包括沿主干动脉分布的淋巴结。主淋巴结包括回结肠根部淋巴结、右结肠根部淋巴结、中结肠根部淋巴结、肠系膜下动脉起始部至左结肠动脉根部所有沿肠系膜下动脉分布的淋巴结。中枢淋巴结包括肠系膜上动脉起始部至中结肠根部所有沿肠系膜上动脉分布的淋巴结、腹主动脉周围淋巴结、下腔静脉周围淋巴结等。其他淋巴结包括胃幽门下淋巴结、胃大弯淋巴结、脾门部淋巴结(表 4-2)。

表 4-2　结肠淋巴结分站及名称

项目	肠系膜上动脉系统	肠系膜下动脉系统
肠旁淋巴结	结肠壁淋巴结	结肠壁淋巴结
	沿边缘动脉淋巴结	沿边缘动脉淋巴结
		沿最下乙状结肠动脉淋巴结
中间淋巴结	回结肠淋巴结	左结肠淋巴结
	右结肠淋巴结	乙状结肠淋巴结
	中结肠右支淋巴结	沿肠系膜下主干分布淋巴结
	中结肠左支淋巴结	
中央淋巴结	回结肠根部淋巴结	肠系膜下根部淋巴结
	右结肠根部淋巴结	
	中结肠根部淋巴结	
中枢淋巴结	肠系膜上淋巴结	腹主动脉周围淋巴结
	腹主动脉/下腔静脉淋巴结	
其他淋巴结	幽门下淋巴结	幽门下淋巴结
	胃大弯淋巴结	胃大弯淋巴结
	脾门淋巴结	脾门淋巴结

注:引自大肠癌研究会编.大肠癌取报の规约.7 版.东京:金原出版社株式会社,2006.

三、结肠癌的淋巴结转移规律

（一）肠旁淋巴结

既往的研究显示,肠旁淋巴结转移主要位于距离肿瘤10cm以内肠管,随着距离的增加,转移率逐渐降低,因此大部分学者认为应该至少切除距肿瘤10cm的肠管。但由于肠管切除长度除了清扫淋巴结的因素以外,还应考虑肠管断端血供以及吻合后肠管的张力。因此,CME手术考虑了上述三个因素,结扎肿瘤供应血管,在保证肠管生机和吻合口张力的基础上,切除足够的肠管,最大限度地清扫淋巴结。北京大学人民医院的研究团队同样发现,在右半结肠、左半结肠、乙状结肠癌肠旁淋巴结转移主要位于距离肿瘤10cm以内的结肠旁组织。右半结肠、左半结肠中分别有1.7%、4.8%出现肠旁>10cm区域淋巴结转移,而乙状结肠癌患者并未发现肠旁>10cm区域淋巴结转移。

（二）中间淋巴结

日本Yada等认为,盲肠肿瘤仅沿回结肠动脉方向转移,且回结肠动脉比较恒定,所以可以行回盲部区段切除术;肝曲结肠癌可以行中结肠动脉结扎的区段切除。北京大学人民医院的研究团队发现,右半结肠各部位回结肠动脉、右结肠动脉、结肠中动脉中间淋巴结转移率并没有差别,盲肠和升结肠肿瘤更易出现回结肠、右结肠动脉中间淋巴结转移,肝曲更易出现结肠中动脉中间淋巴结转移(18.5%),但差异无统计学意义,这与韩国Park、日本Toyota的研究结果类似。同时,本中心研究还发现,随肿瘤浸润深度以及淋巴结转移数目的增多,更容易出现中间淋巴结转移。因此,盲肠、升结肠、肝曲结肠应该清扫回结肠、右结肠、结肠中动脉中间淋巴结,对于T4期、TNM-N2期患者更应该仔细清扫。

（三）中央淋巴结

既往多数研究示,结肠癌中央淋巴结转移率为2.2%~8.6%。有研究报道,肿瘤组织分化程度低与中央淋巴结转移密切相关,Hida等报道pT3~T4期的结肠癌中央淋巴结转移率为11.2%(17/152)。浸润越深、分化程度越差的肿瘤,越易出现中央淋巴结转移,因此,对于T4期、低分化及未分化肿瘤,应仔细清扫中央淋巴结。此外,亦有学者指出,对于乙状结肠癌和直肠癌,约1.7%(20/1188)的患者存在中央淋巴结转移,其发生率较右半结肠癌低。但是在发生中央淋巴结转移的患者中,40%(8/20)存在跳跃性转移。

（四）其他淋巴结

日本的研究发现,右半结肠幽门下淋巴结转移率为1.5%(5/328),北京大学人民医院的研究团队亦发现右半结肠癌幽门下淋巴结转移率为2.6%(3/115),且均出现在肝曲结肠中,这与日本的研究相似。因此,肝曲结肠癌需进行幽门下淋巴结清扫,而对于盲肠、升结肠癌,如果术前怀疑该处转移,则应该进行清扫。结肠癌存在跳跃性转移,国内外研究报道跳跃性转移率为 12.5% ~35%,跳跃性转移的主要形式是 N1(+)N2(-)N3(+)。结肠癌淋巴结不只是以肠旁、中间至中央淋巴结的序贯方式转移,尚有跳跃性转移的存在,且中央组淋巴结跳跃性转移概率较高。因此,结肠癌手术应该清扫中央淋巴结,即使术中触诊未发现肠旁淋巴结转移,也不能忽视中央组的清扫,以免造成肿瘤残余。

（高志冬　叶颖江　崔艳成）

第四节　结肠神经系统

一、结肠的神经支配

右侧结肠——盲肠、升结肠和横结肠右侧 3/4(结肠脾曲口侧的横结肠)为中肠衍生物。左侧结肠——横结肠左侧 1/4(结肠脾曲)、降结肠、乙状结肠为后肠衍生物。两者有不同的神经支配。

（一）运动神经

结肠的运动来自于交感和副交感神经的支配(图 4-13、图 4-14)。

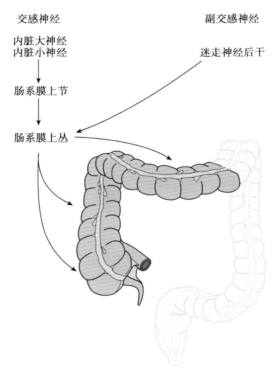

图 4-13　右侧结肠的运动神经

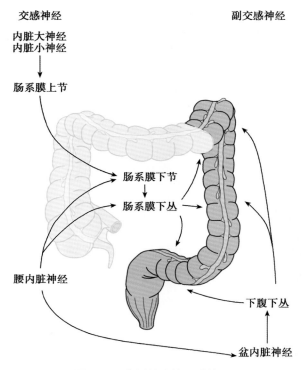

图 4-14　左侧结肠的运动神经

1. 交感神经

右侧结肠：节前纤维起自 $T_{6\sim10}$、$T_{10\sim11}$、T_{12} 脊髓侧角中间外侧核的神经元，依次经前根、前支、胸神经的白交通支、交感干椎旁神经节，进入内脏大神经、小神经、最小神经，在肠系膜上神经节换元，节后纤维经肠系膜上丛及其次级丛，分布至肠壁平滑肌和腺体。

左侧结肠：交感节前纤维起自 $L_{1\sim3}$ 脊髓侧角中间外侧核的神经元，依次经前根、前支、腰神经的白交通支、交感干椎旁神经节，进入腰内脏神经，在肠系膜下神经节换元，节后纤维经肠系膜下丛和腹下丛，分布至肠壁平滑肌和腺体。

2. 副交感神经

右侧结肠：迷走神经的副交感纤维支配右侧结肠。节前纤维起自迷走神经背核，经左、右迷走神经、迷走神经后干、肠系膜上丛，至肠壁内孤立或分散的固有神经节换元，节后纤维分布至肠壁平滑肌和腺体。

左侧结肠：盆内脏神经的副交感纤维支配左侧结肠和直肠。节前纤维起自 $S_{2\sim3}$ 脊髓灰质中间带的骶副交感核，经盆内脏神经入下腹下丛，经腹下神经、上腹下丛上升至肠系膜下丛，至肠壁内孤立或分散的固有神经节换元，节后纤维分布至肠壁平滑肌和腺体。

（二）感觉神经

结肠的内脏感觉主要通过迷走神经途径、交感神经途径和盆副交感途径传入。迷走神经途径主要传递右侧结肠的特异性感觉,交感神经途径主要传递结肠的痛觉,盆副交感途径主要传递左侧结肠和直肠的特异性感觉和部分痛觉。

1. 迷走神经传入途径　迷走神经的内脏感觉纤维,胞体位于迷走下神经节。其周围突经腹腔丛、肠系膜上丛,分布至右侧结肠的黏膜层、肌层和肌间神经丛;中枢突则进入延髓,与孤束核形成突触。迷走神经传入途径主要传递来自右侧结肠黏膜的机械、化学感受器和肌层牵张感受器的信息,主要为与反射有关的无意识的感觉。

2. 交感神经传入途径　交感途径的内脏感觉纤维,右侧结肠经肠系膜上神经节和交感干,汇入 $T_{8~12}$ 脊神经后根;左侧结肠经肠系膜下神经节和交感干,汇入 $L_{1~3}$ 脊神经后根。神经纤维在经过神经节时不换元。交感神经通路的 C 类纤维起自肠系膜、肠管浆膜、肌层,主要传递缺血、牵拉和伤害性刺激引起的肠管痛觉,并反射性地抑制肠黏膜分泌。

切除右侧交感神经后,刺激右侧结肠的系膜,不引起痛觉;刺激左半结肠的系膜则引起痛觉。因此,右侧结肠和左侧结肠的感觉传入途径不完全相同。双侧交感神经切除术导致痛觉消失至直乙交界处,说明直肠痛觉与结肠不同,并非借交感神经系统传入,而属于盆部副交感途径。

3. 副交感传入途径　盆副交感途径的内脏感觉神经,经上腹下丛、腹下神经、下腹下丛、盆内脏神经,至 $S_{2~4}$ 脊神经后根感觉神经节,中枢突入骶髓后角,与脊髓丘脑束联系。盆神经途径的 Aδ 纤维,起自左侧结肠和直肠黏膜层的机械、化学感受器和肌层的牵张感受器,主要传递内脏感觉(肠管扩张、便意)和部分痛觉。

二、结肠系膜周围的神经丛

胃肠系膜周围存在支配消化、泌尿、生殖器官的自主神经,这些神经沿着脊椎、腹膜后大血管前面走行并聚集成丛。

椎前丛(prevertebral plexus,PVP)是分布于脊椎前、腹主动脉前方和两侧的神经丛,由内脏大神经、小神经、迷走神经和腰交感干分支(腰内脏神经)的纤维交织而成。椎前丛可细分为如下几个神经丛。

(一)腹腔丛及其次级丛

腹腔丛(celiac plexus,CP)是分布于腹腔动脉起始部周围的神经丛,位于网膜囊、胰的后面,腹主动脉起始部、右膈脚前面;由内脏大神经、小神经的交感纤维和迷走神经后干(含左、右迷走神经的纤维)的副交感纤维交织而成。腹腔丛包含左、右成对的腹腔神经节(celiac ganglion,CG),在腹腔动脉起始部的头侧或尾侧。腹腔神经节下份单独存在的部分常称为主动脉肾节(aorticorenal ganglion,ARG),位于腹主动脉外侧、肾动脉起始部上缘平面,或肾血管的后方;主动脉肾节接受内脏小神经,并发出肾丛。腹腔丛的交感、副交感和感觉纤维沿血管到达靶器官,形成各次级丛:膈丛、肝丛、脾丛、胃左丛、肾上腺丛、肾丛、精索内丛和肠系膜上丛。

（二）肠系膜上丛

肠系膜上丛(superior mesenteric plexus,SMP)是腹腔丛向尾侧的延续,分布于腹主动脉前面的肠系膜上动脉起始部周围,并随动脉入肠系膜,分布于胰的钩突、小肠、盲肠、升结肠和横结肠右侧3/4。肠系膜上动脉起始部周围可见肠系膜上神经节(superior mesenteric ganglion,SMG)。肠系膜上丛由源于腹腔丛的正中支和源于内脏大神经、小神经的两个侧支组成,偶尔接受第一腰交感神经节分支的汇入。肠系膜上丛分支至精索内丛、肾丛和下腔静脉,并向下延续为腹主动脉丛。

（三）腹主动脉丛

腹主动脉丛(aorticorenal ganglia)分布于腹主动脉的前外侧,是腹腔丛向尾侧的直接延续,表现为腹主动脉前面、两侧的左、右神经干,左、右干之间由分支交联成丛。腹主动脉丛在后外侧接受腰交感干内脏支(腰内脏神经)的加入;发出肾丛、睾丸或卵巢丛、输尿管丛。腹主动脉丛位于肠系膜上、下动脉之间的部分又称"肠系膜间丛"。腹主动脉丛发支形成肠系膜下丛,本干向尾侧延续为上腹下丛,右干还发出支配下腔静脉的纤维。

（四）肠系膜下丛

肠系膜下丛(inferior mesenteric plexus,IMP)是分布于肠系膜下动脉起始部周围并随动脉进入降乙结肠系膜的神经丛。肠系膜下丛的纤维来源包括:①主体源于腹主动脉丛左、右干;②$L_{1\sim2}$腰交感神经节的节后纤维;③$S_{2\sim4}$骶神经、盆内脏神经的副交感节前纤维,经下腹下丛、上腹下丛回溯至肠系膜下丛,进而分布至左侧结肠。肠系膜下丛围绕肠系膜下动脉及其分支分为左结肠丛(支配降结肠和乙状结肠)和直肠丛。肠系膜下丛继续发支汇入上腹下丛、腹下神经和下腹下丛。

（五）上腹下丛

上腹下丛(superior hypogastric plexus,SHP)曾称为腹下丛或骶前神经,是延伸入盆的椎前丛的下端;由腹主动脉丛、腰交感干下部节前纤维(髂后干)组成,左份与肠系膜下丛连接。上腹下丛位于由两侧髂总动脉和骶岬围成的髂间三角内、L_5椎体和左髂总静脉前、乙状结肠系膜后。上腹下丛在跨越主动脉分叉时轻微偏向左侧,跨越骶岬后分为左、右腹下神经。上腹下丛发出输尿管丛、睾丸丛和两侧的髂总动脉丛。丛内有交感节后纤维、交感节前纤维、上升支配乙状结肠和降结肠的骶副交感纤维。一般认为,传导子宫体痛觉的感觉纤维通过此丛。

三、结肠神经解剖的特点

（一）系膜后神经

运动(自主)神经纤维、感觉神经纤维在腹主动脉前外侧汇聚成椎前丛,在髂血管及其分支的前内侧聚集成下腹下丛。椎前丛和下腹下丛是结直肠系膜游离过程中必须保护的神经,整体位于主动脉前筋膜-肾前筋膜-骶前筋膜后方(图4-15)。这些筋膜的完整性是CME中保护自主神经的解剖基础。

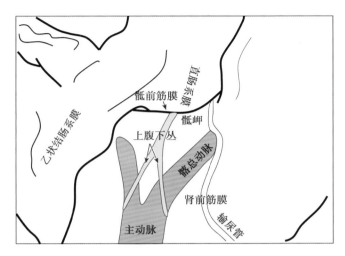

图4-15　上腹下丛与肾前筋膜

（二）系膜内神经

椎前丛、下腹下丛发出纤维,沿主动脉分支——肠系膜上动脉、肠系膜下动脉入肠系膜,形成肠系膜上丛和肠系膜下丛,两者继续分为次级丛,分布至效应器官。肠系膜上丛发往结肠的次级丛、肠系膜下丛及其次级丛,沿系膜内各级血管走行,是CME中需要切除的部分。

总之,作为传统神经解剖理论的补充,结肠系膜后自主神经的三维解剖是CME中保留自主神经的理论基础。

（张策）

第五节　结肠血管系统及变异

结肠癌完整结肠系膜切除术的重要内容之一就是结肠癌供血的"中央血管"的结扎(central vascular ligation,CVL),清扫血管根部淋巴结。

与结肠癌完整系膜切除术相关的血管包括肠系膜上动脉发出的回结肠动脉、右结肠动脉、中结肠动脉,肠系膜下动脉发出的左结肠动脉、乙状结肠动脉,以及与动脉伴行的回流静脉。

1. 肠系膜上动脉及其结肠分支　肠系膜上动脉在约第12胸椎至第1腰椎椎体水平自腹主动脉发出,自胰腺颈部后方和胰腺钩突部前内侧走行,在十二指肠水平部前方跨过十二指肠,向下延伸至肠系膜内。肠系膜上动脉向左侧发出12~20支小肠支,右侧发出结肠支,自上而下分别是中结肠动脉(middle colic artery,MCA)、右结肠动脉(right colic artery,RCA)和回结肠动脉(ileocolic artery,ICA),供应末段回肠、盲肠、升结肠、横结肠的血供(图4-16)。

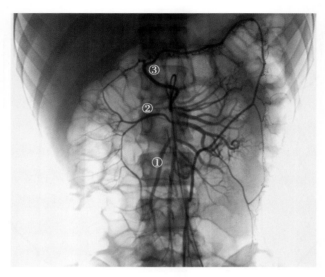

图4-16　肠系膜上动脉血管造影
①结肠动脉;②右结肠动脉;③中结肠动脉及其左右分支

回结肠动脉是肠系膜上动脉分支中最恒定的一支,罕有变异。右结肠动脉可发自肠系膜上动脉主干,也可发自回结肠动脉或中结肠动脉,因此有文献将起自回结肠动脉的供应升结肠的动脉分支称为副右结肠动脉(accessory right colic artery)。根据不同文献报道,右结肠动脉有2%～18%的缺失率。中结肠动脉贴近胰腺下缘发自肠系膜上动脉干,分为右支和左支。其中中结肠动脉右支为右侧横结肠和结肠肝曲供血,与右结肠动脉的上升支相吻合。中结肠动脉左支为左侧横结肠供血,33%作为结肠脾曲的主要供血动脉。中结肠动脉有4%～20%的缺失率。根据《中国人解剖学数值》的记载,肠系膜上动脉结肠分支数目的变异情况总结如下(%±标准误):①中结肠动脉、右结肠动脉、回结肠动脉各一支:39.46%±2.14%;②中结肠动脉、回结肠动脉各一支、右结肠动脉缺如:20.69%±1.77%;③中结肠动脉2支、右结肠动脉和回结肠动脉各1支:14.17%±1.52%;④中结肠动脉2支、回结肠动脉1支、右结肠动脉缺如:12.07%±1.43%;⑤其他类型:18.61%±1.50%。

2. **肠系膜上静脉及其结肠回流属支**　肠系膜上静脉由与动脉伴行的同名静脉汇合而成,并与脾静脉在胰腺颈部后方汇合成为门静脉入肝。与结肠癌完整系膜切除术相关的结肠回流属支包括回结肠静脉(ileocolic vein,ICV)、右结肠静脉(right colic vein,RCV)和中结肠静脉(middle colic vein,MCV)。此外,有报道将引流肝曲结肠的回流静脉称为右上结肠静脉(superior RCV)或副右结肠静脉(accessory RCV),也有将其称为或副中结肠静脉

表4-4 胃结肠干解剖变异相关报道

作 者	发表时间（年）	GCT出现率[%（例数）]	研究方法	结肠静脉汇入GCT
Crabo等	1993	89.0（89/100）	尸体	无详细描述
Zhang等	1994	94.4（51/54）	尸体	SRCV（32/51,62.7%）,其他病例未描述
Ibukuro等	1996	100（50/50）	CT	MCV（5/50,10.0%）,其他病例未描述
Lange等	2000	45.9（17/37）	CT	SRCV（17/17,100%）
Ito等	2000	91.9（34/37）	磁共振	无详细描述
Yamaguchi等	2002	69.0（40/58）	尸体	RCV（11/40,27.5%）,aMCV（23/40,57.5%）,MCV（7/40,17.5%）
Jin等	2006	88.8（8/9）	尸体	RCV（5/8,62.5%）,SRCV（8/8,100%）,MCV（1/8,12.5%）
Ignjatovic等	2010	81.0（34/42）	尸体	SRCV（34/34,100%）
Sakaguchi等	2010	77.4（79/102）	CT	RCV（25/79,31.6%）,SRCV（76/79,96.2%）,MCV（21/79,26.6%）
本研究（Ogino等）	2013	87.6（71/81）	CT	ICV（2/71,2.8%）,RCV（70/71,98.6%）,SRCV（17/71,23.9%）,MCV（28/71,39.4%）

注:GCT:胃结肠干;RCV:右结肠静脉;SRCV:右上结肠静脉;MVC:结肠中静脉;ICV:回结肠静脉

引自 Ogino T,Takemasa I,Horitsugi G,et al. Preoperative evaluation of venous anatomy in laparoscopic complete mesocolic excision for right colon cancer. Ann Surg Oncol,2014,21（Suppl 3）:S429-S435.

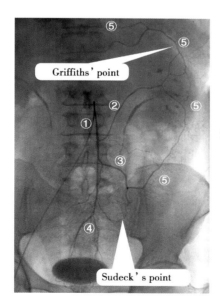

图4-22 肠系膜下动脉血管造影
①肠系膜下动脉;②左结肠动脉;③乙状结肠动脉;④直肠上动脉;⑤边缘动脉弓

左结肠动脉作为肠系膜下动脉的最高分支继续分为上升支和下降支,为大部分降结肠供血。约97%的左结肠动脉是1支,2支左结肠动脉所占比例不到3%,罕有左结肠动脉缺如的情况。约50%的左结肠动脉单独发自肠系膜下动脉主干,另外50%为左结肠动脉与乙状结肠动脉共干发出。乙状结肠动脉可为2~6条,约53%为2支。直肠上动脉是肠系膜下动脉的延续,移行处在左侧髂血管,其在肠系膜内下行至第3骶椎水平后进入直肠后部。直肠上动脉80%的情况下分为左右两个分支,多分支发生率为17%。这些分支为直肠下段和肛管供血。

4.肠系膜下静脉及其属支 肠系膜下静脉主要由左结肠静脉和乙状结肠静脉汇合而成,汇入脾静脉或肠系膜上静脉。通常情况下左结肠静脉1~2支,乙状结肠静脉2~3支。

45

5. 肠系膜上动脉-肠系膜下动脉之间的交通支及其临床意义

（1）Drummond 动脉弓：各结肠供血动脉在肠壁附近相互吻合，形成了与结肠壁平行走向的连续性的动脉弓，由回盲部分布至直肠乙状结肠连接处，并从血管弓上发出小的终末血管分布到肠壁。1913 年，Drummond 在首先阐述了该动脉的外科学意义，于是被命名为 Drummond 动脉弓（见图 4-22），其也被称为边缘动脉弓。Drummond 动脉弓构成了各个结肠供血动脉之间的交通，当某一结肠动脉的主干发生阻塞时，其供血区域内的结肠可以通过该血管弓由其他动脉主干得到血液供给，不至于发生缺血，因此具有重要的临床意义。但是，Drummond 动脉弓由于先天发育的原因，可能不完整，存在中断现象并使相对应结肠肠段可能处于血供不佳的状态，结肠手术时要重视这些部位。常见的 Drummond 动脉弓发育不良部位位于结肠脾曲，该处也是胚胎发育时中肠和后肠的血管分界点，被称为 Griffiths' point（图 4-22）。据报道 Griffiths' point 处 Drummond 动脉弓缺失率高达 50%，因此结肠脾曲是最易受缺血影响的部位。另一个 Drummond 动脉弓中断点是被称为 Sudeck's critical point（图 4-22），位于乙状结肠最低点和直肠上动脉之间。但是也有研究显示此处有足够的动脉吻合支。

（2）Riolan 弓：Riolan 弓定义非常模糊，可以笼统地指肠系膜上、下动脉之间的交通动脉。但目前普遍认为 Riolan 弓是（图 4-23）肠系膜上、下动脉间的短吻合襻，沟通中结肠动脉左支和左结肠动脉升支。在国外的文献报道中对这一动脉弓有十余种命名：central anastomotic artery of colon、mesomesenteric artery、middle-left colic collateral、intermesenteric artery or arcade、meandering mesenteric artery、anastomosis（magna）of Riolan、meandering artery of Riolan、great colic artery of Riolan、arch of Treves、artery of Moskovitch、artery of Gonzalez、anastomosis maxima of Haller、arcus magnus mesentericus。Riolan 弓出现的概率报道不一，最高者可达 40%，但《中国人解剖学数值》记载其出现率仅为 6.19%。这说明 Riolan 弓通常情况可能下处于无血流或仅有微量血流通过的状态，而且 Riolan 弓的出现提示肠系膜上动脉或肠系膜下动脉存在严重狭窄。

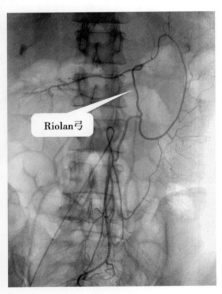

图 4-23　肠系膜下动脉血管造影显示 Riolan 弓

（3）高位结扎肠系膜下动脉：在行结直肠癌根治手术时，肠系膜下动脉存在两种处理方法：①肠系膜下动脉根部切断，即高位结扎。②保留左结肠动脉，在肠系膜下动脉发出左结肠动脉之后的部位切断,即低位结扎。高位结扎操作相对简便,但高位结扎肠系膜下动脉后是否会引起结肠脾曲及降结肠缺血,这是一个充满争议的话题。高位结扎肠系膜下动脉能够安全实施的解剖学基础就是肠系膜上动脉和肠系膜下动脉之间存在着交通支,切断肠系膜下动脉后能够通过交通支由肠系膜上动脉代偿结肠脾曲及降结肠的血供。但是由于 Griffiths' point 的存在以及 Riolan 弓的低出现率,高位结扎肠系膜下动脉后结肠确实存在着缺血坏死的潜在风险。有两篇高位结扎肠系膜下动脉的研究显示,结扎后结肠缺血发生率分别为 0.83% 和 2.0%,这一问题值得临床医师高度重视。

(李昂)

参 考 文 献

[1] Brown L. The new shorter oxford English Dictionary. Volume I. 3rd ed. Oxford:Clarendon Press,1993:1750.

[2] Meyers MA. Clinical involvement of mesenteric andantimesenteric borders of small bowel loops. Gastrointest Radiol,1976,1(1):41-47.

[3] Oliphant M,Berne AS,Meyers MA. The subperitoneal space of the abdomen and pelvis:planes of continuity. AJR,1996(167):1433-1439.

[4] Williams PL. Gray's Anatomy. 38th ed. Edinburgh:Longman,1995:1744.

[5] Heald RJ,Moran BJ. Embryology and anatomy of the rectum. Semin Surg Oncol,1998(15):66-71.

[6] Zhang C,Ding ZH,Li GX,et al. Perirectal fascia and spaces:annular distribution pattern around the mesorectum. Dis Colon Rectum,2010(53):1315-1322.

[7] Heald RJ,Husband EM,Ryall RD. The mesorectum in rectal cancer surgery-the clue to pelvic recurrence? Br J Surg,1982,69(6):613.

[8] Havengaa K,Grossmanna I,DeRuiterb M,et al. Definition of total mesorectal excision,including the perineal phase:technical considerations. Dig Dis,2007,25:44-50.

[9] 张策,丁自海,余江,等. 直肠周围筋膜和间隙环形分布的解剖学观察. 中华胃肠外科杂志,2011,14(11):882-886.

[10] 高桥孝. 大肠癌根治术. 北京:人民卫生出版社,2003.

[11] Skandalakis JE,Gray SW,Ricketts R. Embryology for surgeons. Baltimore:Williams and Wilkins,1994.

[12] Hohenberger W,Weber K,Matzel K,et al. Standardized surgery for colonic cancer:complete mesocolic excision and central ligation--technical notes and outcome. Colorectal Dis,2009,11(4):354-364.

[13] Gao ZD,Ye YJ,Zhang WG,et al. An anatomical,histopathological,and molecular biological function study of the fascias posterior to the interperitoneal colon and its associated mesocolon:their relevance to colonic surgery. J Anat,2013,223(2):123-132.

[14] Toldt C. An atlas of human anatomy for students and physicians. Charleston:Nabu Press,2010.

[15] Toyota S,Ohta H,Anazawa S. Rationale for extent of lymph node dissection for right colon cancer. Dis Colon

Rectum,1995,38(7):705-711.

[16] Grinnell RS. Lymphatic metastases of carcinoma of the Colon and rectum. Ann Surg,1950,131(4):494-506.

[17] 大肠癌研究会.大肠癌取报の规约.第7版.东京:金原出版社,2006.

[18] 高志冬,叶颖江.完整结肠系膜切除术相关的解剖标志——系膜、筋膜和间隙.中华胃肠外科杂志,2016,19(10):1084-1087.

[19] van Schaik J,van Baalen JM,Visser MJ,et al. Nerve-preserving aortoiliac reconstruction surgery:anatomical study and surgical approach. J Vasc Surg,2001,33(5):983-989.

[20] Nano M,Dal Corso H,Ferronato M,et al. Ligation of the inferior mensentric artery in the surgery of rectal cancer:anatomy consideration. Dig Surg,2004,21(2):123-126;discussion 126-127.

[21] David EB,Patricia LR,Theodore JS,et al. 结直肠外科学.马东旺,姜军,王西墨,主译.北京:北京大学医学出版社,2013.

[22] 中国解剖学会体质调查委员会.中国人解剖学数值.北京:人民卫生出版社,2002.

[23] 赵丽瑛,李国新,张策,等.腹腔镜下右半结肠血管解剖及血管并发症分析.中华胃肠外科,2012,15(4):336-341.

[24] Ogino T,Takemasa I,Horitsugi G,et al. Preoperative evaluation of venous anatomy in laparoscopic complete mesocolic excision for right colon cancer. Ann Surg Oncol,2014,21(3):429-435.

[25] Lange JF,Komen N,Akkerman G,et al. Riolan's arch:confusing,misnomer,and obsolete. A literature survey of the connection(s) between the superior and inferior mesenteric arteries. Am J Surg,2007,193(6):742-748.

[26] Park MG,Hur H,Min BS,et al. Colonic ischemia following surgery for sigmoid colon and rectal cancer:a study of 10 cases and a review of the literature. Int J Colorectal Dis,2012,27(5):671-675.

[27] Tsujinaka S,Kawamura YJ,Tan KY,et al. Proximal bowel necrosis after high ligation of the inferior mesenteric artery in colorectal surgery. Scand J Surg,2012,101(1):21-25.

[28] Meyers MA. Griffiths' point:critical anastomosis at the splenic flexure. Significance in ischemia of the colon. AJR Am J Roentgenol,1976,126(1):77-94.

[29] Boström P,Haapamäki MM,Matthiessen P,et al. High arterial ligation and risk of anastomotic leakage in anterior resection for rectal cancer in patients with increased cardiovascular risk. Colorectal Dis,2015,17(11):1018-1027.

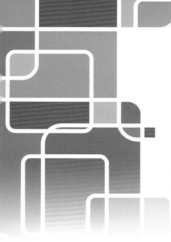

第五章　完整结肠系膜切除术的创新点

完整结肠系膜切除术（CME）某种程度上不是一种新的术式，而是一种强调解剖层次和手术质量的手术理念。与直肠癌 TME 手术一样，它规范化了结肠癌手术，使其变成了操作性更强、目标更明确、继续教育功能更完善的术式。与结肠癌 D3 根治术相比，它更加强调保证结肠脏层筋膜完整的重要性，从而可以达成将癌灶及区域淋巴结彻底清除的最终目标。

一、CME 手术的操作创新点

（一）沿胚胎发育层面解剖

尽管在 CME 手术提出之前已经有学者认识到手术层面的重要性，但是 CME 手术是第一次将其作为系统的理论提出，并且将其规范化和可操作化。①对于右半结肠癌，CME 需采取 Kocher 入路彻底游离十二指肠、胰头、肠系膜根部（图 5-1），将覆盖结肠及系膜的脏层筋膜与覆盖腹膜后组织（如腔静脉、主动脉）的壁层筋膜锐性分离，直至肠系膜上动脉，彻底暴露结肠供应血管。将覆盖十二指肠及胰头的脏层筋膜及附着物与系膜根部脏层筋膜锐性剥离，以便充分暴露肠系膜上静脉、动脉。②对于左半结肠癌，需游离结肠脾曲。注意细致

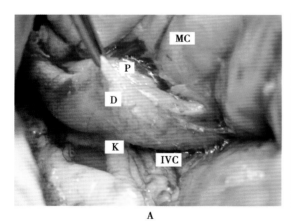
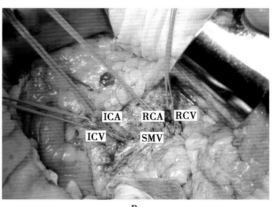

A　　　　　　　　　　　　B

图 5-1　右半结肠癌 CME 切除

A. 游离十二指肠（D）和胰（P）头、结肠系膜（MC）、下腔静脉（IVC）、肾前筋膜（K）；B. 解剖到右结肠血管根部，良好地显露右结肠动脉（RCA）、肠系膜上静脉（SMV）、右结肠静脉（RCV）、回结肠动脉（ICA）、回结肠静脉（ICV）

锐性分离乙状结肠、降结肠系膜脏层筋膜与覆盖肾周脂肪、输尿管等组织的腹膜后筋膜(壁层筋膜)。将大网膜与横结肠分离并打开小网膜囊,于胰腺下缘分离横结肠两层系膜。③对于侵犯周围脏器的结肠癌,应遵循整块切除(en-bloc resection)的原则,行联合脏器切除直至周围正常组织,余区域仍遵循沿组织胚胎发育解剖层次分离脏层、壁层筋膜。

　　CME 手术与其他手术方式比较具有其优势。首先,分离结肠(特别是间位结肠)系膜要求沿结肠周围脏、壁层筋膜间隙无血管区进行锐性分离,直至游离全部结肠肠管及系膜组织,而传统手术多不注意层次的完整,甚至有的外科医师采用钝性分离的方式游离间位结肠,势必造成结肠系膜后叶脏层筋膜的破损,从而使系膜组织切除不完整,可能造成癌细胞残留。其次,CME 手术强调要注意结肠系膜的完整切除(图 5-2),结肠癌亦有环周切缘(circumferential margin,CM),间位结肠环周切缘包括肠壁后方至腹后壁非腹膜化筋膜之间的软组织,以及其系膜横向切缘包括后方脏层筋膜盖的系膜部分,此处意味着必须在腹膜后分离脏层筋膜以便完整切除结肠及系膜,与传统手术只注重切缘距肿瘤距离不同。此外,CME 手术在直视下、沿无血管区解剖层次锐性分离,避免了传统手术的频繁钳夹、剪开、结扎动作,有利于结肠后正常结构(如输尿管等)的保护。

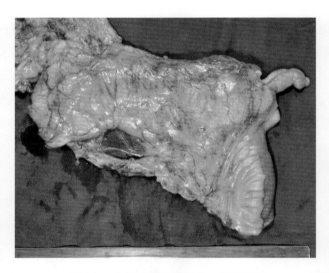

图 5-2　右半结肠癌切除标本(后面观)

(二) 彻底清扫区域淋巴组织

　　由于 CME 手术的理念中强调了"外科系膜"的概念,因此在手术中按照正确的层面操作,目的是保证系膜的无破损完整切除,从而达到淋巴组织的彻底清除。淋巴回流途径与供应血管伴行,故淋巴结清扫范围取决于供应血管及血管弓的走行范围。对于右半结肠,主要供应血管包括回结肠动脉、右结肠动脉、中结肠动脉;对于横结肠,淋巴回流的主要途径沿结肠中动脉走行。然而，横结肠包括肝曲、脾曲，淋巴结回流的途径较多，甚至包括回结肠动脉。

约5%的肝曲结肠癌患者可出现胰头淋巴结转移，约4%可出现胃大弯侧胃网膜淋巴结转移（图5-3）。横结肠癌随着肿瘤增大亦可出现胃网膜淋巴结转移。因此，对于横结肠癌患者应切除距横结肠肿瘤以远10～15cm的胃大弯侧胃网膜。脾曲结肠癌及左半结肠癌也可通过淋巴转移至胰尾下缘，甚至转移至更远的肠系膜上动脉。乙状结肠癌淋巴结往往沿乙状结肠动脉转移，在肠系膜下动脉处行中央结扎可以获得最好的淋巴清扫效果。

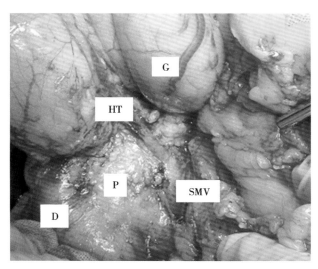

图5-3　肝曲结肠癌淋巴结清扫
彻底清除十二指肠（D）前方、胰（P）头淋巴结、胃（G）网膜
右血管根部、幽门下淋巴结和汇入肠系膜上静脉（SMV）的
根部淋巴结，以及胃结肠干（HT）淋巴结

（三）中央血管结扎

无论是D3手术还是CME手术均强调了中央血管中央结扎的重要性。这里需要强调中央结扎（central ligation）和高位结扎（high ligation）的区别。中央结扎是指距离主干血管起始处0.5～1cm处结扎。高位结扎通常指在主干血管第一个分支血管发出点近段任何部位的结扎。而第一分支发出点距离主干血管起始点的距离多为2～5cm，中央结扎更强调对中央淋巴结的彻底清扫。①对于肝曲结肠癌或横结肠癌，完全游离右侧结肠包括系膜根部后，整个结肠可以轻易地沿顺时针翻开，以便暴露肠系膜上动静脉的中央部分。按照潜在的淋巴转移途径，往往需将回结肠动脉、右结肠动脉（如存在）、中结肠动脉一并于肠系膜上动脉起始处行根部血管结扎。②对于盲肠和升结肠癌，只需将结肠中血管的右侧分支、右结肠动脉、回结肠动脉根部结扎。③横结肠癌包括肝曲、脾曲需行结肠中动静脉根部结扎，按照潜

在的淋巴结转移途径,胃网膜右动静脉亦应行根部血管结扎。在根部结扎血管之前,需切开覆盖肠系膜上静脉的脏层筋膜,在暴露肠系膜上静脉右侧及前方后,可良好地显露肠系膜上动脉。如果胰头淋巴结可能受累,应将该区域淋巴结从胰头清扫,并在根部结扎胃网膜右动脉。④对于降结肠癌,需行左结肠动脉根部结扎,清扫肠系膜下动脉根部淋巴结。降结肠中段至乙状结肠的结肠癌,应在胰腺下方切断肠系膜下静脉根部。

二、CME 手术创新的意义

(一) 对外科解剖的贡献

CME 理念清晰阐明了升/降结肠通过精细外科操作,解剖潜在筋膜间隙,可以恢复其系膜结构。这改变了以往认为升/降结肠没有系膜的观念。类似直肠系膜,结肠系膜的提出是基于外科临床操作的目的,也是外科系膜。在解剖学教材中,升降结肠系膜未被描述。按照CME 手术的理念,找到脏层筋膜和壁层筋膜之间的间隙,一直游离到血管根部,就能保证结肠系膜被完整切除;不必像以往的外科书描述的那样,先找到输尿管等结构再进一步手术。

德国外科医师 Hohenberger 和解剖学教授 Wedel 依据胚胎解剖学理论提出结肠系膜,类似直肠系膜,自从胚胎阶段就被一层筋膜像信封一样包裹着,其内包含结肠的血管、淋巴管和淋巴结等结构。胚胎发育完成后,结肠系膜对着游离腹腔的一侧筋膜被间皮细胞覆盖浆膜化形成腹膜,称为脏腹膜;另一侧贴敷在后腹壁、没有间皮覆盖仍保持筋膜结构,称为脏层筋膜。以升/降结肠系膜为例,从腹侧到背侧有腹侧脏层筋膜(也称为脏腹膜,或结肠系膜前叶)、结肠系膜内结构(包含血管、淋巴管、神经、脂肪等)和背侧脏层筋膜(也称为结肠系膜后叶)三层结构。背侧脏层筋膜结构以前多年来一直没有被认识,也不知其在外科临床中的意义。实际上,结肠及系膜背侧的脏层筋膜在结构上具有包裹结肠及系膜内淋巴管和淋巴结、血管的功能,将其作为一个整体,与邻近组织器官相分离;同时还有阻止癌细胞弥漫播散的机械保护功能;也是外科操作的解剖标志。该筋膜的撕裂可能会导致肿瘤细胞残留。升/降结肠的分离操作层面应该在背侧脏层筋膜和壁层筋膜之间的间隙进行。壁层筋膜是覆盖在肾脏、输尿管和生殖血管前的一层薄厚不等的纤维结缔组织膜,其与结肠及系膜背侧脏层筋膜之间的间隙充填着类似白色毛发样的物质("angel hair"),没有血管走行,是天然的外科操作平面。

(二) 对手术技术的贡献

CME 手术一经提出就被用来与日本的 D3 淋巴结清扫根治术相比较,甚至有学者认为两者没有差别。这些观点其实存在一些误解,CME 手术与 D3 手术既不冲突,还相互传承。D3 手术强调了中央结扎淋巴结清扫的意义。而 Hohenberger 关于 CME 的第一篇文章——题目"Standardized surgery for colonic cancer: complete mesocolic excision and central ligation-technical notes and outcome"，就已经强调血管中央结扎。笔者理解 CME 手术中央结扎和日本大肠癌规约中强调的 D3 淋巴结清扫的概念是一致的。国内一些医师经常比较德国 Hohenberger 倡导的 CME 手术和日本倡导的 D3 手术，实际上这两者既统一、互补，又有差异。血管结扎水平均为根部结扎或中央结扎，清扫的淋巴结也就到了主要供应血管的根部。而 CME 不同于 D3 手术最大的贡献和创新就是阐明了手术操作层面，并强调了系膜完整切除的重要性。CME 手术描述的解剖层面更具体清晰，有胚胎解剖学基础依据，并明确了结肠背侧脏层筋膜的存在；切除肠管的长度更长、相应的系膜面积更大。有研究比较两者清扫淋巴结的数量，CME 手术明显增加淋巴结清扫数目。

（三）　对手术质量的贡献

时常听到外科医师抱怨病理科医师检取的淋巴结数目太少，很少有外科医师说自己的手术过程欠规范。也缺乏评价外科手术质量的公认标准。病理学医师 West 2008 年的研究发现，依据结肠系膜的完整性和切除层次，把外科医师切除的结肠癌标本分为系膜、系膜内和固有肌层三类，发现分期相同的病人以获得系膜类切除标本的病人预后最好，而英国利兹大学附属医院结直肠外科医师的手术能达到此水平的仅占 1/3。该评估标准不仅为外科手术提供一个评价的客观指标，同时有可能为预测预后和术后治疗提供又一客观指标。外科医师按照解剖层面施行的手术，其切除的病理标本应该由病理解剖医师进行剖视和检查，做出病理学诊断和大体评价。大体评价除检查肿瘤形态、部位、肠管长度和切缘距离等，还应包括肿瘤距中央结扎的血管断端距离、结肠系膜脏层筋膜完整性和切除系膜面积等。因此，West 医师于 2010 年首次提出了结肠癌病理标本的可操作性的组织测量学方法。按照 CME 手术操作获得的手术标本自然为最高等级的质量评估等级。

（四）　对肿瘤分期的影响

按照 AJCC 第七版结肠癌病理分期，T3 为肿瘤穿透固有肌层到达浆膜下层，或侵犯无腹膜覆盖的结肠旁组织；T4a 为肿瘤穿透脏腹膜，T4b 为肿瘤直接侵犯或粘连周围器官或结构。因此，对于间位结肠后壁肿瘤的 T 分期只有 T3 和 T4b，侵犯肠周脂肪的病例归为 T3，对于侵犯肾脏、侧腹膜的病例归为 T4b。但在临床中，侵犯结肠脏层筋膜前肠周脂肪和侵犯壁层筋膜（肾前筋膜）后方脂肪（如肾周脂肪）以往均归为 T3 是否恰当？CME 手术层面的提出对于这一分期进行了更准确的补充，如果借鉴直肠病理的 T 分期，那么前者应归为 T3，后者则为 T4b。因此，2011 年 NCCN 结肠癌治疗指南 V3 版完善提出了病理报告中应当增加可能影响预后的指标——环周切缘（circumferential resection margin，CRM）。环周切缘只存在于间位结肠，相当于无浆膜间皮细胞层覆盖的结肠任何一部分。良好的环周切缘检测可以更好地评估结肠手术的切除效果。按照直肠环周切缘的评价标准和 T 分期标准，结肠环周切缘阳性的病例应明确划归为 T4b。而只有按照 CME 手术层面进行切除，保证脏层筋膜完整，获得的标本环周切缘检测才有意义。否则由于手术层面不当,切入结肠系膜内或切破脏层筋膜,即使环周切缘阳性亦无法判断其 T 分期为 T3 还是 T4b。目前,对于结肠环周切缘的检测尚需规范,环周切缘阳性率是否与预后相关还需要进一步的临床研究予以证实。

(叶颖江　高志冬)

参 考 文 献

[1] National Comprehensive Cancer Network,Colon cancer,NCCN Guildline TM Version1,2012.

[2] Toyota S,Ohta H,Anazawa S. Rationale for extent of lymph node dissection for right colon cancer. Dis Colon Rectum,1995,38(7):705-711.

[3] Hohenberger W, Weber K, Matzel K, et al. Standardized surgery for colonic cancer:complete mesocolic excision and central ligation-technical notes and outcome. Colorectal Dis,2009,11(4):354-364.

[4] West NP,Kobayashi H,Takahashi K,et al. Understanding Optimal Colonic Cancer Surgery:Comparison of Japanese D3 Resection and European Complete Mesocolic Excision With Central Vascular Ligation. J Clin Oncol,2012,30(15):1763-1769.

[5] West NP,Morris EJ,Rotimi O,et al. Pathology grading of colon cancer surgical resection and its association with survival:a retrospective observational study. Lancet Oncol,2008,9(9):857-865.

[6] West NP,Hohenberger W,Weber K,et al. Complete mesocolic excision with central vascular ligation produces an oncologically superior specimen compared with standard surgery for carcinoma of the colon. J Clin Oncol,2010,28(2):272-278.

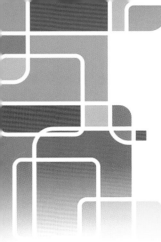

第六章 基于完整结肠系膜切除术的结肠癌术前评估

第一节 术前影像学评估

结肠癌是常见的消化道恶性肿瘤之一,发病多在40岁以后,男女比例为2~3:1。结肠癌治疗所面临的问题主要是局部复发及远处转移,而影像学诊断在明确结肠癌的诊断、确定治疗方法、选择手术方式及监测预后等方面均有重要作用。结肠癌的影像检查方法主要包括结肠气钡双重对比造影、CT、MRI等。

一、X线表现——钡灌肠

钡灌肠是诊断结肠癌最基础的检查方法,既可定性又可定位,有着重要的临床应用价值。

1. 早期结肠癌 气钡双重对比钡灌肠(double contrast barium enema,DCBE)可以检出91%的早期结肠癌。但对于直径<10mm的结肠病变,钡灌肠检出率较低,文献报道为50%~90%,假阴性的原因主要包括病灶位置隐匿、病灶小、肠道痉挛、肠道粪块或气泡重叠。

2. 进展期结肠癌 X线表现多样,根据肿瘤生长方式不同大体分为四型:息肉型或肿块型,溃疡型,浸润型或狭窄型,混合型。综合归纳可表现为:①肠道充盈缺损:肠腔内出现充盈缺损区,轮廓不规则,黏膜皱襞破坏中断,病变肠壁僵硬平直、皱襞消失;②肠管狭窄:呈局限性,狭窄可偏于一侧或环绕整个肠壁,形成环形狭窄,轮廓不规则,肠壁僵硬,黏膜破坏消失,分界清楚;③腔内龛影:形状不规则的龛影,边缘不整齐,呈尖角征改变,周围呈充盈缺损和狭窄,肠壁僵硬,结肠袋消失,黏膜破坏。

二、结肠癌的CT检查

1. 早期及进展期结肠癌的CT检查 早期结肠癌常表现为结肠壁的轻度增厚或黏膜的轻度破坏。充分的肠道准备十分重要,如果肠道准备不好,病变常易被粪便掩盖,造成误诊。

进展期结肠癌可表现为肠壁局限性规则或不规则增厚,软组织肿块形成。肿块边界欠清,与肠壁呈广基底相连,表面不光整,易侵犯肌层、浆膜层及周围组织,增强后可中等度强化。肿块突破浆膜层后容易侵犯周围脂肪组织及邻近脏器,表现为与邻近脏器正常分界消失,其周围脂肪间隙内可见于原发肿瘤信号一致的异常密度影,受累的脏器强化程度与结肠癌相似。

2. 结肠癌CT仿真结肠镜　　CT仿真结肠镜(computed tomographic colonography,CTC)是一种新的结肠影像学检查方法,是在结肠内充盈低密度的气体(1000~1500ml)后对患者腹盆腔进行多排螺旋CT扫描,经计算机软件后处理产生横断面和矢状面的二维图像,以及类似肠镜检查所见的三维模拟图像,非常逼真地显示肠腔内结构及病灶周围情况。CTC的优点:①CTC克服了电子结肠镜由于肠腔狭窄难以到达病变近端的缺点,并可结合MPR二维重建图像,在显示腔内病变的同时,准确地显示病变腔外的情况,从而准确地进行结肠癌分期。②CTC的三维重建图像如SSD、VR图像,可以任意旋转、多角度地显示结肠病变,克服了钡灌肠因不能任意旋转和多种组织结构相互重叠而造成误诊或漏诊。③CTC检查时间短,只需要1次屏气在10秒内即可完成整个结肠区域的扫描。CTC亦有一定局限性:①不能直视下进行病灶的活检。②对检查前肠道准备要求高,肠壁塌陷、液体或粪便的残留,均有可能造成诊断假阳性。③CTC采用伪彩技术模拟常规结肠镜下肠壁情况,不能真实地反映黏膜颜色的变化,对于小于0.5cm的病灶以及肠黏膜表浅性病变的检出率较低。④检查过程中常需要患者采用仰卧和俯卧两种体位,可能会对患者带来额外的辐射剂量。国内一项meta分析结果显示,CTC与传统结肠镜相比,诊断结肠癌的敏感度、特异度以及SROC曲线下面积分别为:58%(56%~61%)、85%(82%~88%)和0.7905,CT仿真内镜在临床上诊断结肠癌效能中等。但是,CTC对结肠占位性病变的诊断确是一种快速、无创、有效的检查方法,它不仅可以显示结肠占位的部位、大小,而且还可以同时观察结肠壁及结肠壁外的情况,对结肠癌的临床分期和手术方案的选择具有重要意义。

三、结肠癌术前分期——TNM分期

目前全结肠系膜切除术和术前新辅助放化疗都是临床治疗结肠癌的有效方法,但其应用都要求准确的术前分期,明确肿瘤侵犯程度及转移情况,从而制订合理的个体化治疗方案。CT不仅能够显示肿瘤部位、大小、形态,还能够观察肿瘤对肠壁浸润深度、对周围组织器官有无侵犯、有无淋巴结转移及远处组织器官的转移,能够较为准确地进行术前TNM分期。

1. T分期　　结肠壁分为黏膜层、黏膜下层、肌层及外膜(在盲肠、横结肠、乙状结肠为浆膜;在升结肠与降结肠的前壁为浆膜,后壁为纤维膜)(图6-1)。T1期是指肿瘤侵犯黏膜下层,T2期即侵犯固有肌层,T3期即是否侵犯浆膜或侵犯无腹膜覆盖的结肠旁组织,T4期即穿透脏腹膜或侵犯周围邻近脏器或结构。由于软组织层次分辨的局限性,CT不能区分肿瘤是侵及黏膜下层还是肌层,因此不能区分T1、T2分期的肿瘤。T2期以下的结肠癌表现为增

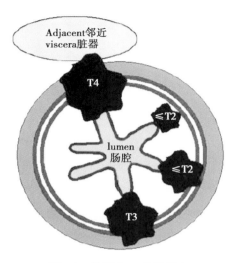

图 6-1 结肠癌 T 分期示意

引自 Filippone A,Ambrosini R,Fuschi M,et al. Preoperative T and N staging of colorectal cancer:accuracy of contrast-enhanced multi-detector row CT colonography—initial experience. Radiology,2004,231(1):83-90.

厚的结肠壁外廓光整,周围脂肪间隙清晰。T3 期结肠癌表现为肿瘤外廓呈结节状,边缘可不规则。T4 期结肠癌表现为肿瘤与邻近脏器之间的脂肪间隙消失(图 6-2)。CT 可通过多平面重建(multi-planar reformation,MPR)从多个角度观察肿瘤侵犯情况,文献报道增强 CT 轴位结合 MPR 的 T 分期诊断准确性约为 83%,如果将 T2 分期以下归为一类,其诊断准确性可达 90%,其中≤T2 期的准确性为 93%,T3 期为 90%,T4 期为 98%。虽然 CT 不能区分 T1 和 T2 期的肿瘤,但是这并不影响最终的 TNM 分期,因此,对临床的影响不大。同时,部分 T2 和早期 T3 期结肠癌在 CT 上难以鉴别,但 Gina 认为浸润深度<5mm 的 T3 期结肠癌同样属于低危结肠癌,其预后也相对良好。

2. N 分期 通常将直径>1cm 的淋巴结视为转移性淋巴结,但是研究发现炎性和反应性增生也可引起淋巴结肿大,造成假阳性。同时,约 60% 的转移淋巴结直径<5mm。有研究者以≥0.3cm 的淋巴结判定为转移性淋巴结,得到淋巴结分期与病理 N 分期的结果具有中高度一致性。除了淋巴结大小外,沿着供应肿瘤血管分布成簇的淋巴结也有肿瘤侵犯的一个特点,研究者认为>3 个成簇分布的淋巴结无论是否>1cm 均可诊断为转移性淋巴结,并需结合 MPR 多方位观察,以此为标准得到淋巴结诊断准确性为 80%。

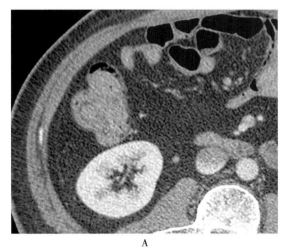

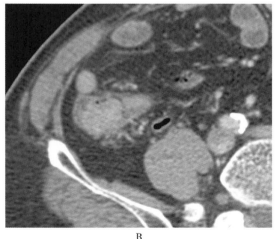

A   B

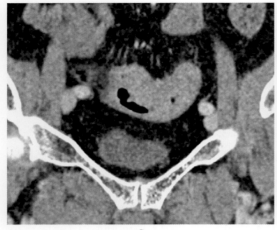

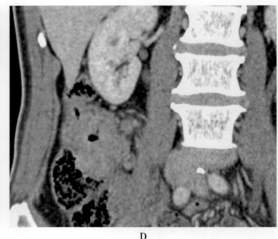

图 6-2　结肠癌 T 分期的 CT 表现

A. 轴位 CT 示升结肠癌,轮廓光整,病理证实 T1 期结肠癌;B. 轴位 CT 示升结肠癌,轮廓光整,病理证实 T2 期结肠癌;C. 冠状位 CT 示横结肠癌,系膜侧外廓呈结节状,病理证实 T3 期结肠癌;D. 冠状位 CT 示升结肠癌,肿块明显侵出肠壁达系膜侧周围脂肪组织,病理证实 T4 期

3. M 分期　结肠癌的远处转移以肝脏最常见,虽然 CT 对肠壁浸润深度及淋巴结转移判断有局限性,但对于远处转移诊断准确性很高,可达到 100%。

四、MRI 现阶段方法、缺陷及临床可能性

MR 仿真结肠镜(MR colonography,MRC)于 1998 年首次提出,主要有两种技术:亮腔(bright lumen)技术(钆标记的水灌肠,在 T_1WI 上呈高信号);黑腔(dark lumen)技术(水或气体灌肠,在 T_1WI 上呈低信号)。后者可同时采用 Gd 对比剂增强扫描区分肠道粪块与占位,降低假阳性率,因此应用相对广泛一些。MRC 需要严格的肠道清洁及灌肠准备,通过快速屏气序列大范围扫描。文献报道亮腔技术 MRC 对>10mm 占位检出率为 90%～100%,6～9mm 病变检出率约为 97%,≤5mm 病变检出率很低,为 7%～33%。黑腔技术 MRC 对>10mm 占位检出率为 89%～100%,6～9mm 病变检出率为 38%～89%。目前,MRC 一般用于不能完成结肠镜检查的患者或结肠癌筛查的患者。未来随着更高的线圈空间分辨率,更快的梯度系统,更有效的脉冲序列,MRI 的诊断效能将进一步提高。

此外,MRI 常规序列在结肠癌中的应用受到呼吸及肠道蠕动等生理伪影的限制,应用较局限。

五、影像诊断的临床意义

1. CT 评估结肠癌预后影响因子　CRM、EMD、EMVI:

环周切缘（CRM）是指肿瘤浸润最深处与系膜切除边界间的最短距离，当该距离小于1mm时被认为存在CRM阳性。间位结肠癌CRM阳性的发生率为7%～8.4%，有研究表明，CRM阳性的结肠癌术后局部复发率高于CRM阴性的患者，但差异尚无统计学意义。CRM的临床预后意义正处于探索阶段，CT评价CRM准确性的研究鲜有报道。

浸润深度（EMD）是指肿瘤浸透固有肌层外的深度。Gina等根据浸润深度是否大于5mm将肿瘤分为高危组（>5mm T3/T4）和低危组（T1/T2/≤5mm T3），研究结果表明，高危组3年无复发生存率（relapse-free survival，RFS）显著低于低危组，分别为43%和71%（P<0.01）。因此，可以认为肿瘤浸润深度是结肠癌不良预后的重要影响因子。

壁外血管侵犯（extramural venous invasion，EMVI）是指肿瘤侵出结直肠固有肌层后并侵犯周围静脉血管。研究表明，EMVI与结直肠癌的原位复发、远处转移及肿瘤相关死亡这类不良预后事件显著相关，是结肠癌患者无进展生存的独立性危险因素。CT评价EMVI正处于探索阶段，Gina Brown研究组报道MDCT诊断EMVI的敏感度及特异度分别为70%和79%。

2. CT术前分期对结肠癌治疗决策的影响——新辅助化疗　新辅助化疗可以控制和消灭微小转移灶，减少术后的复发和转移，也可以降低结直肠癌TNM分期，增加手术机会。目前已经有很多肿瘤成功开展了新辅助放化疗，包括直肠癌，而结肠癌的新辅助放化疗仍处于探索阶段。一项关于结肠癌新辅助化疗的FOxTROT II期临床试验研究肯定了新辅助化疗的可行性，其入组标准是术前CT诊断浸润深度>5mm的T3期和T4期结肠癌的患者。随着结肠癌新辅助化疗的研究成为热点，如何准确地进行术前分期更显得十分重要。

3. CTA对结肠癌手术方式的指导——血管变异等　CT血管造影可多角度观察肿瘤及肿瘤血管，真实显示结肠癌肿瘤本身及肿瘤血管分布特点，能够在术前为手术医师提供准确立体影像，在术前掌握肠系膜血管变异情况，如中结肠动脉（MCA）的左支与左结肠动脉（LCA）的升支之间是否存在吻合支，右结肠动脉（RCA）、回结肠动脉（ICA）的分支数量及起始水平等，为寻找最佳手术进路，有利于减少不必要的血管损伤出血，并缩短手术时间进而减少肠管缺血相关性并发症的发生。

（王屹）

第二节　多学科专家组诊疗模式

一、结肠癌多学科专家组诊疗模式的形成

近年来结直肠癌的诊疗方法不断改进，手术理念变革、外科新技术层出不穷，有效的化

疗新药、新方案不断更新,生物治疗/靶向治疗包括单克隆抗体、基因治疗等也进一步提高了非手术治疗的效果。如此众多的治疗方法该如何选择,怎样的方案才能使疾病的疗效得到最大的优化,单独依靠某一学科、某位专家的医学知识很难做到。目前越来越多的循证医学研究证明,结直肠癌的治疗需要多个学科的共同参与,即需要一个以多学科专家组(multidisciplinary team,MDT)为核心的"结直肠癌多学科专家组诊疗模式(colorectal cancer multidisciplinary team,CRC-MDT)",需要不同学科对疾病的共同认识,需要学科之间的密切协作,以病人为中心,进行讨论,才制订出适合病情的多模式相结合的诊疗方案,是结直肠癌诊疗模式的发展方向。

CRC-MDT 是实现"有计划地,合理地应用现有治疗手段"进行结直肠癌综合治疗的组织保障,它是由来自两个以上相关学科,相对固定的专家组成工作组,针对某一器官或系统疾病,通过定期(固定日期)、定时(固定时间)、定址(固定地点)的会议,提出适合病人病情的、最适当的诊疗方案,并由相关学科单独执行或多学科联合执行经 MDT 讨论的诊疗方案的一种新型的医疗模式,是结直肠癌多学科专家组诊疗模式的核心内容。CRC-MDT 诊疗模式会与现有传统的医疗模式有所不同。CRC-MDT 医疗模式的实施,不仅规范了结直肠癌的诊疗过程,也使医疗资源得到了充分合理的利用。对于一个结直肠癌病人,传统医疗模式中病人因为某些临床表现前往就诊,接诊医师给予一定的检查后拟诊为结直肠癌,建议其看胃肠肿瘤专科医师,专科医师仍要申请一些检查,以明确是否有本专业治疗的指征。如果不具备指征,就会建议看其他专科。如此反复,病人经几次周折才能获得治疗方案并接受治疗。其间还可能有学科间的意见分歧,让病人对治疗的选择无所适从。CRC-MDT 模式是病人经首诊医师拟诊为结直肠癌后,根据患者所患疾病的不同,被推荐到相应的 CRC-MDT 专业组进行专家讨论,然后按照各学科已达成共识的临床治疗指南,结合病人的个体情况制订治疗计划,这样既缩短了诊断到治疗的时间,又能做出适合具体病人的最佳治疗方案。

多学科专家组诊疗模式的理念可以追溯到 20 世纪六、七十年代,1965 年加利福尼亚北部儿童发展中心提出了关于发展非大城市智障儿童多学科诊断咨询门诊的计划,并指出该门诊的建立需要多个学科合作的重要性。对结直肠癌专家组诊疗模式理念的重视是在 1995 年,英国英格兰和威尔士的首席医学专家 Calman 和 Hine 发表了政府白皮书"癌症诊疗政策大纲",其中推荐了 MDT 在结直肠癌诊治工作中的应用,并在大纲总体原则中指出,结直肠癌的治疗必须以病人为中心,需充分考虑病人、家属或者抚养者的意见。1997 年,国际结直肠癌工作组(IWGCRC)对全欧洲和美国医院的结直肠癌病人的护理和诊疗情况进行调研,制定了结直肠癌病人优化诊治方案,为保证方案的顺利实施,多学科专家组诊疗模式被推荐应用,并严格规定了多学科专家组的成员组成。此后,结直肠癌多学科专家组诊疗模式逐渐在德国、法国、意大利、美国等医疗中心相对集中的国家得到推广和完善。2002 年,英国对

183 个医院癌症协作网络进行调查,发现 90% 的临床医师为他们主管的结直肠癌病人参加过 MDT 会议。目前,英国结直肠癌诊治指南规定:全科医师接诊的可疑肿瘤病人必须在 2 周内经相关专家会诊;所有确诊肿瘤的病人在接受治疗前必须经过相关 MDT 会诊;一旦确定治疗方案,必须在 30 天内开始实施。2009 年美国结肠癌肿瘤临床实践指南(NCCN, 2009)也明确指出,所有初诊结直肠癌病人在接受检查、治疗前必须经过 MDT 的讨论才可执行。可见,CRC-MDT 模式在世界范围内俨然已成为医院医疗体系的重要组成部分。

二、多学科专家组为基础的结肠癌诊疗方案更具科学性

结直肠癌多学科专家组的诊疗方案,是由多个学科的专家依据共同认可的诊疗规范共同制定的,因此更具有科学性和合理性。直肠癌病人手术后环周切缘(circumferential resection margin,CRM)肿瘤组织学阳性率以及肿瘤侵出浆膜的距离是预测病人术后高复发率、预后差的一个重要因素。术前如能正确评估直肠癌患者肿瘤外侵程度,有针对性地选择治疗方法,对提高肿瘤的根治率可能有一定作用。文献报道术前进行磁共振检查对于判断肿瘤浸润深度以及术前预测 CRM 可能阳性具有一定的准确性。Burton 等对 259 例接受直肠癌根治性手术的病人研究发现,62 例术前磁共振结果没有经过 MDT 会议讨论就接受手术的病人 CRM 阳性率为 26%,而 197 例术前磁共振结果经过 MDT 会议讨论的病人中 116 例认为可以直接接受手术治疗,CRM 阳性率仅为 1%,其余病人术前磁共振结果经影像学专家诊断有肿瘤外侵等不利预后因素,则先接受术前新辅助化疗再进行手术,CRM 阳性率为 5%,与未经 MDT 会议讨论即手术的病人相比,CRM 阳性率的差异有统计学意义。术前新辅助化疗的应用可降低临床分期,缩小原发病灶,使更多的肿瘤获得可切除的机会;同时在肿瘤各级血管和淋巴管未损伤前予以化疗,可提高局部化疗药物的浓度,减少术中、术后癌细胞医源性播散;控制和消灭临床或亚临床的微小转移灶,减少术后的复发和转移;同时通过观察手术切除标本的病理检查,有助于了解肿瘤对化疗药物的敏感性,有利于术后化疗药物的选择。可见,经影像学专家、外科专家、肿瘤内科专家共同参与后对病人制订合理的治疗策略更为科学客观,对改善病人的预后具有重要意义。MacDermid 等对 310 例结直肠癌患者进行研究,分为 MDT 前组(176 例)和 MDT 后组(134 例),研究发现制订治疗方案时是否经过 MDT 的讨论是影响结直肠癌患者生存的独立危险因素,而且在 MDT 后组中术后应用化疗的人数明显多于 MDT 前组,并被认为是 MDT 后组中 Dukes C 期患者获得长期生存的重要原因,该项研究为 CRC-MDT 在结直肠癌诊治工作中作用的重要性提供了循证医学证据。北京大学人民医院胃肠外科于 2002 年成立了包括内科、外科、病理科、影像科等 8 个学科专家组成的胃肠 MDT,我们对 1999 年至 2006 年临床资料和随访资料完整的 595 例结直肠癌病例进行了回顾性分析,MDT 实施前(2002 年以前)患者 297 例,MDT 实施后(2002 年及其以

后）患者 298 例,研究发现在 MDT 后组中病理科医师检测到的淋巴结数量以及术前影像科专家用 CT 进行 TNM 分期的准确性均明显高于 MDT 前组;进一步多因素分析显示,结直肠癌患者的诊治是否经过 MDT 讨论与 TNM 分期、淋巴结检出数目、肿瘤分化程度均为影响患者生存的独立危险指标;研究还发现对于结直肠癌肝转移患者,MDT 实施后组有更多的患者接受了转移灶切除手术。在国内,CRC-MDT 在结直肠癌诊疗过程中作用的循证医学研究尚少。

三、结肠癌多科学专家组在完整结肠系膜切除术术前评估中的意义

对于 MDT 在结直肠癌诊疗尤其是术前评估中的价值,目前大部分文献集中关注于直肠癌。对于 MDT 在结肠癌术前评估的意义报道较少。完整结肠系膜切除术（CME）概念的提出,使结肠癌的外科治疗变得像直肠癌一样,手术时有"筋膜"可依,而且质量可控制和评估,结肠癌环周切缘（CRM）的概念也应运而生。结肠癌手术质量控制理念的提出使结肠癌术前 MDT 评估日趋受到重视。Ogino 等对 81 例拟行腹腔镜右半结肠 CME 手术的病人进行术前 3D-CT 影像学评估,并进行 MDT 讨论,发现 98% 的病人的回结肠静脉汇入肠系膜下静脉,而 2% 的静脉汇入胃结肠干静脉,6% 的病人右结肠静脉缺如,88% 的病人存在一支右结肠静脉,6% 的病人存在 2 支右结肠静脉等,该组病人无一例中转开腹。Ogino 等认为,术前 MDT、3D-CT 评估血管变异,对于确保腹腔镜右半结肠 CME 手术的安全性,尤其是有血管变异病人的安全性至关重要。

另外,一般认为大部分结肠属于腹膜内位器官,术后标本并不存在 CRM。但升结肠及降结肠属于腹膜间位器官,在手术游离肠管后壁时,会产生手术切除边界,类似于直肠 CRM。自 2011 年开始,NCCN 指南中加入了对结肠癌 CRM 的描述,指出结肠癌 CRM 表示腹膜后软组织（adventitial soft tissue）中靠近肿瘤浸润最深处的地方,并推荐在所有无腹膜覆盖的结肠肠段进行评估。间位结肠癌也存在 CRM,其对于临床治疗的指导意义正逐步被人们认识。2005 年,Bateman 等研究了 100 例右半结肠的手术切除标本,共发现 7 例（7%）CRM 阳性病例。在 2006 年发表的一篇报道中,Quirke 等发现了 17 例（12%,17/140）CRM 阳性病人。在 2008 年又有一篇文章报道了 8.4%（19/228）的 CRM 阳性率。其中肿瘤位于盲肠的病人中,有 14 例（14/145）表现出切缘阳性,阳性率为 9.7%;在升结肠肿瘤中,有 5 例（5/83）表现出切缘阳性,阳性率为 6%。结肠癌 CRM 是否像直肠癌 CRM 一样,对于预后有着重要的指导意义尚处探索阶段。Scott 等的研究表明,CRM 阳性的 9 例病人中,有 7 例（78%）发生了复发或转移,其中 5 例（55.5%）有远处转移,2 例（22.2%）局部复发。这远远高于文献报道的结肠癌术后 10% 的局部复发率及远处转移率,预示着 CRM 与复发、转移有着密切的相关性。根治性手术后病人的 DSF 为 24 个月,而 CRM 阳性病人的中位生存时间

为 17 个月。这些结果显示,CRM 阳性的患者会有相对较差的预后。因此,术前影像学评估、MDT 讨论对于降低结肠癌 CRM 率以及改善预后具有重要意义。Arredondo 等对 44 例局部进展期结肠癌进行了新辅助化疗,发现化疗后 62.5% 的病人在 CT 下肿瘤缩小,38.9% 的病人在 PET-CT 下标准摄取值(standard uptake value,SUV)下降,期间无一例进展。因此,对于部分局部进展期结肠癌,术前影像学评估提示手术可能导致 CRM 阳性(如:升结肠癌侵犯盆壁筋膜),MDT 讨论时可能建议术前化疗,因此能够降低 CME 手术的 CRM 阳性率,同时增加手术的安全性并改善预后。

四、结肠癌多学科专家组诊疗模式的组织构架和贯彻实施

结直肠癌多学科专家组通常包括:结直肠肿瘤外科医师、肿瘤内科医师、肿瘤放射治疗医师、病理医师、放射诊断医师、肿瘤基础研究人员、普通内科医师、护士以及社会工作者等。在多学科综合治疗模式中,结直肠癌 MDT 会议(MDT meeting)是基本的日常工作形式,实际上就是例行的、定期的多学科协作成员共同出席的会诊讨论会,在会上通常应完成下列基本工作内容:明确诊断,建立诊疗流程,确立临床决策,评估决策执行结果,获得反馈信息。各学科成员定期开会是表面形式,而如何有效地组织会议是一个重要问题,也是保证 MDT 会议顺利如期开展的必要条件。Kelly 等调查发现,32% 的 CRC-MDT 存在因缺乏书记员而导致组织混乱的问题,这项工作只能由专业医师或主任的助理兼任,这些额外的工作使临床工作人员无法把全部精力都用在为患者服务上面,因此作者主张所有的 MDT 都应有书记员。另外,每次会议并不要求所有的学科成员参加,但"核心成员"应大部分出席,出席率应达到 80%,以便 CRC-MDT 能够及时做出恰当的和有权威性的临床决策。他推荐结直肠癌 MDT 的核心成员应包括:外科医师、肿瘤科医师、专业护士和消化内科医师,此外还应包括组织病理专家、放射科医师和内镜医师,而且建议 CRC-MDT 会议至少隔周举行一次,可以根据病人的实际情况做细微调整。北京大学人民医院胃肠外科于 2002 年在国内较早成立了包括胃肠外科、肝胆外科、消化内科、肿瘤内科、超声科、病理科、影像科、放疗科等 8 个学科专家组成的胃肠肿瘤多学科诊疗团队,每周四下午固定时间对相关病人的诊治进行讨论,并制订各学科达成共识的诊疗计划。"北京市消化道肿瘤 MDT"涵盖了北京市 10 余家三级甲等医院,会定期进行消化道肿瘤多学科专家讨论。

欧美国家对 CRC-MDT 在制订结直肠癌治疗策略中的作用给予了高度重视,甚至成为强制性的要求,但是在实际工作中,MDT 会议上的决策未必能顺利地实施。Catt 等研究指出,要想确保结直肠癌病人的治疗决策有科学性和合理性,需要多学科专家组讨论病理和放射学资料、病人的健康状况、有无合并症、病人的治疗意愿以及如何让治疗决策能够顺利地实施。病人的治疗意愿和健康状况是 MDT 会议上容易被忽略的问题。Blazeby 等对英国上消

化道肿瘤的 273 项 MDT 决策进行分析后发现,15.1% 的 MDT 决策最后未能得到贯彻执行,究其原因,18% 存在合并症,14% 与患者自己的选择有关,8% 因为在决策执行过程中临床上有了新的发现(如,术中意外发现了转移灶)。Wood 等对 157 例结直肠癌患者的 201 个治疗决策进行了分析,发现 10% 的治疗决策在实际临床工作中未能贯彻实施,40% 归因于在 MDT 会议上未考虑病人的合并症情况,35% 是由于病人不接受 MDT 讨论方案;对 MDT 会议讨论结果不能贯彻实施的原因进行多因素分析显示:病人的治疗意愿是影响 CRC-MDT 会议讨论意见贯彻实施的最重要因素。在该项研究中,MDT 会议讨论制订的治疗方案更为积极,但大多数的病人更愿意选择保守的治疗方法。因此,在进行 MDT 讨论时,我们必须考虑患者或家属的意愿以及经济、家庭、宗教等影响因素。

如果 CRC-MDT 的讨论内容得不到贯彻实施,则需要在下一次的 MDT 会议上重新讨论,或者索性由个别的专家做出关于这个病人的治疗决策。因此,CRC-MDT 会议的讨论结果得不到贯彻实施,既延误了患者的治疗,又不能保证治疗策略的科学性和合理性,更重要的是丧失了结直肠癌多学科专家组在结直肠癌治疗过程中的作用。医疗机构的不同或者地域性因素也是影响 CRC-MDT 贯彻实施的重要因素,早在 1998 年法国在制订结直肠癌诊疗方案一致性会议上就强调了结直肠癌多学科专家组的重要作用,但在 2000 年 Bouvier 等对法国 12 个中心的 2945 例结直肠癌病例诊治过程中 CRC-MDT 贯彻实施情况进行了调查,发现在大学的公立医院 CRC-MDT 实施病例占 52%,在非大学的公立医院 CRC-MDT 实施病例占 31%,而在私立医院仅占 29%($P<0.001$),而且多因素分析显示医疗机构的不同是影响 CRC-MDT 贯彻实施的独立危险因素。在我国多学科专家组诊疗的理念也已日趋受到医学界的重视,"积极实践肿瘤的规范化多学科综合治疗"被列为"第十届中国临床肿瘤学大会暨 2007 年 CSCO 学术年会"的主题,但多学科专家组诊疗模式目前还仅限于发达地区少数教学医院,而且在我国受传统医疗模式的束缚,很多医师认为搞多学科专家组综合诊疗模式浪费人力和时间,不够重视;组织欠规范,人员不固定;各学科间沟通不够,难以达成共识,并且我国人口众多、医疗负担重,医疗资源分布不均匀,建立和完善多学科专家组诊疗模式存在挑战。2015 年 5 月 15 日上午,中国医师协会外科医师分会 MDT 专业委员会第一次全体会议在北京召开。MDT 专业委员会由全国 157 名来自外科、内科、放射科、超声科、放疗科、麻醉科和病理科等各专业领域专家组成。中国医师协会 MDT 专业委员会的成立标志着我国疾病诊疗尤其是肿瘤诊疗的规范化将步入新台阶。

（申占龙　叶颖江）

参 考 文 献

[1] Filippone A,Ambrosini R,Fuschi M,et al. Preoperative T and N staging of colorectal cancer: accuracy of con-

trast-enhanced multi-detector row CT colonography—initial experience. Radiology,2004,231(1): 83-90.

[2] Renehan A. Accuracy of multidetector computed tomography in identifying poor prognostic factors in colonic cancer. Br J Surg,2010,97(9): 1407-1415.

[3] Smith NJ, Bees N, Barbachano Y, et al. Preoperative computed tomography staging of nonmetastatic colon cancer predicts outcome: implications for clinical trials. Br J Cancer,2007,96(7): 1030-1036.

[4] Foxtrot Collaborative Group. Feasibility of preoperative chemotherapy for locally advanced, operable colon cancer: the pilot phase of a randomised controlled trial. Lancet Oncol,2012,13(11): 1152-1160.

[5] Kelly MJ, Lloyd TDR, Marshall D, et al. A snapshot of MDT working and patient mapping in the U K colorectal cancer centers in 2002. Colorectal Dis,2003,5(6): 577-581.

[6] Yorkshire Cancer Network Colorectal Group. Guidelines for Colorectal Cancer. 2007.

[7] Birbeck KF, Macklin CP, Tiffin NJ, et al. Rates of circumferential resection margin involvement vary between surgeons and predict outcomes in rectal cancer surgery. Ann Surg,2002,235(4): 449-457.

[8] Brown G, Radcliffe AG, Newcombe RG, et al. Preoperative assessment of prognostic factors in rectal cancer using high-resolution magnetic resonance imaging. Br J Surg,2003,90(3): 355-364.

[9] Burton S, Brown G, Daniels IR, et al. MRI directed multidisciplinary team preoperative treatment strategy: the way to eliminate positive circumferential margins? Br J Cancer,2006,94(3): 351-357.

[10] MacDermid E, Hooton G, MacDonald M, et al. Improving patient survival with the colorectal cancer multi-disciplinary team. Colorectal Dis,2009,11(3): 291-295.

[11] Shen ZL, Ye YJ, Mu JY, et al. The impact of multidisciplinary team (MDT) working in the management of colorectal cancer. Chin Med J (Engl),2012,125(2): 172-177.

[12] Ogino T, Takemasa I, HoritsugiG, et al. Preoperative evaluation of venous anatomy in laparoscopic complete mesocolic excision for right colon cancer. Ann Surg Oncol,2014,21(3): 429-435.

[13] Benson AB 3rd, Venook AP, Cederquist L, et al. Colon Cancer, Version 1. 2017, NCCN Clinical Practice Guidelines in Oncology. J Natl Compr Canc Netw,2017,15(3): 370-398.

[14] Arredondo J, González I, Baixauli J, et al. Tumor response assessment in locally advanced colon cancer after neoadjuvant chemotherapy. J Gastrointest Oncol,2014,5(2): 104-111.

[15] Catt S, Fallowfield L, Jenkins V, et al. The informational roles and psychological health of members of 10 oncology multidisciplinary teams in the UK. Br J Cancer,2005,93(10): 1092-1097.

[16] Blazeby JM, Wilson L, Metcalfe C, et al. Analysis of clinical decision-making in multi-disciplinary cancer teams. Ann Oncol,2006,17(3): 457-460.

[17] Wood JJ, Metcalfe C, Paes A, et al. An evaluation of treatment decisions at a colorectal cancer multi-disciplinary team. Colorectal Dis,2008,10(8):769-772.

第七章 右半结肠癌完整结肠系膜切除术

完整结肠系膜切除术（CME）作为结肠癌高质量的根治手术，遵循精细解剖、精准手术的理念。2011 年 NCCN 已将 CME 作为局部进展期结肠癌的规范化手术。本章重点讨论右半结肠癌 CME。

一、适应证与禁忌证

适应证：右半结肠 CME 手术主要适用于无远处转移的盲肠、升结肠癌患者，并且癌灶未浸出脏层筋膜。对于肿瘤较大、浸透脏层筋膜的患者，应按照结肠周围筋膜关系，将受侵袭部分更深一层筋膜组织或周围器官整块切除，未受侵袭部分仍按照脏层筋膜、壁层筋膜间隙操作。

禁忌证：多处转移无法根治的Ⅳ期患者，一般状况较差无法耐受较大手术者。

二、解剖要点

手术层面：脏层筋膜与壁层筋膜之间的间隙；中央结扎：包括暴露肿瘤主要供血血管的上一级血管，显露供血血管根部并结扎；区域淋巴结清扫：如幽门下淋巴结、肠系膜上淋巴结（14v 淋巴结）等；切除肠管范围：包括盲肠、升结肠、肝曲、横结肠右 1/3、末端回肠 10～15cm。

三、麻醉、体位与切口

应采取全身麻醉方式，通常为静脉+吸入复合麻醉。患者体位采取仰卧位。手术切口选择正中绕脐切口，上至剑突下、下至脐下 10cm，可根据肿瘤部位进行适当调整。

四、步骤与方法

1. 由右侧 Toldt 线入路，在脏层和壁层筋膜之间潜在间隙平面分离，彻底游离右侧结肠后方、十二指肠及胰头下缘后方（图 7-1、图 7-2），向内侧直至腔静脉。

2. 在胰前筋膜间隙操作，将十二指肠、胰头前方与肝区结肠分离，将十二指肠前后方彻

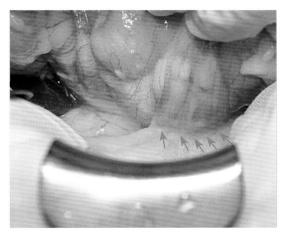

图 7-1　升结肠手术操作入路
箭头所示为 Toldt 线

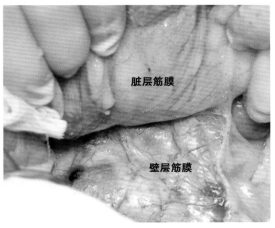

图 7-2　升结肠后方操作层面
脏层与壁层筋膜之间为 Toldt 间隙

底游离,暴露胰腺钩突,从而完整暴露出肠系膜血管根部、中央血管(肠系膜上动静脉),彻底清扫胰头周围淋巴组织(图 7-3、图 7-4)。

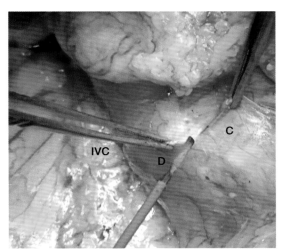

图 7-3　分离十二指肠、胰头前方与肝区结肠
(胰前间隙)
C:结肠;D:十二指肠;IVC:下腔静脉

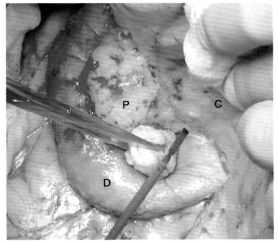

图 7-4　暴露胰腺钩突、中央血管(肠系膜上静脉:标红线处)
C:结肠;P:胰腺;D:十二指肠

3. 随后切除与横结肠粘连的大网膜,进入小网膜囊,可以很容易地找到肠系膜上静脉根部,随后定位结肠中动静脉,升结肠癌需清扫幽门下淋巴组织。

4. 展开已彻底游离的右半结肠,再次确认结肠中动脉右侧支、右结肠血管(部分患者缺如)、回结肠血管及其血管弓走行。以回结肠静脉(通常它是结肠血管中位于肠系膜上静脉的最下分支,且在系膜组织中容易分辨)为标志,切开肠系膜暴露肠系膜上静脉主干,沿主干走行依次逐步彻底裸化回结肠、右结肠、中结肠右支静脉根部,在肠系膜上静脉左侧于肠系膜上动脉根部同时切断结扎回结肠、右结肠、中结肠右支动脉。

5. 在上述操作过程中,应注意彻底清扫脂肪淋巴组织,尽量裸化,特别注意,尽管只需在中结肠右支根部水平切断结扎,但仍需彻底暴露中结肠血管根部并裸化,彻底清扫淋巴组织以免残留。

6. 最后根据血管弓标记切除肠管范围,包括盲肠、升结肠、肝曲、右侧横结肠、末端回肠10~15cm,整块移除标本。

7. 常规检视标本,标记环周切缘,并进行标本大体测量(图7-5)。

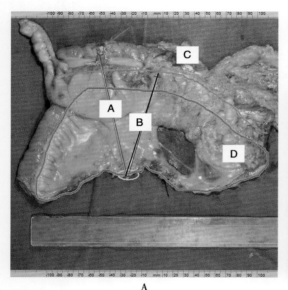
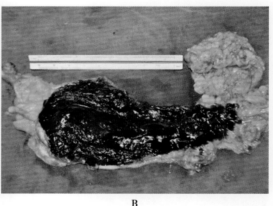

图 7-5 切除后结肠及系膜标本检视
A. 大体标本测量;B. 非浆膜面标记环周切缘

五、技巧与创新

Hohenberger 教授提倡的完整结肠系膜切除术的手术入路通常采取侧方入路的原则,侧方入路最重要的是分辨出从何处开始切除手术。通常在右侧结肠旁沟有一条标志线,是"红黄"或"白黄"相交界的地方,即 Toltd 线。通常由此开始右半结肠根治术外侧入路的手术。完整结肠系膜切除术最重要的创新在于,Hohenberger 教授提出了在结肠及其系膜的脏层筋膜和后腹壁壁层筋膜之间的间隙里进行分离和操作,如沿此间隙操作可避免损伤重要的血管,通常在这一间隙里可见发丝样结构,不会造成手术中的大出血。但是要做到上述要点,需要保证术者和助手有一定的反向牵拉,才能清晰地显示出上述结构。

　　另外,CME 手术要求把十二指肠、胰头、肝曲的结肠系膜和结肠一同游离起来,远离下腔静脉,然后再把十二指肠、胰头和结肠系膜、肝曲结肠相分离。在分离十二指肠、胰头和结肠系膜的时候,尤其注意胰头表面的细小血管极易出血,因此分辨清楚正确的层次可以减少术中出血,使得术野更加清楚,手术更流畅。CME 手术对近肝曲的升结肠癌还要求清扫幽门下淋巴结、结肠中血管根部淋巴结和胃网膜附近淋巴结,从而达到彻底根治切除的目的。CME 手术还要术者亲自剖示标本,审视切除标本脏层筋膜是否完整。

六、手术失误防范

　　初次学习 CME 手术的外科医师在进行 CME 手术操作时,特别需要注意以下四点:

　　第一点,关于手术层面,这一点最容易被大家忽略,因为我们对脏层筋膜和壁层筋膜通常没有明确的概念,而且解剖书上也没有明确地分辨出来,只是外科学的定义。因此,我们找对手术层面可以避免多切除腹膜后组织,同时避免少切除应切除的(肿瘤)组织。多切除腹膜后组织,会造成输尿管和生殖血管的损伤;少切除应切除的系膜组织有可能造成肿瘤残留,因此初学者应当特别注意手术层面。

　　第二点,关于避免出血。右半结肠癌根治术最容易出血的地方就是胃结肠静脉干(Henle 干,图 7-6)。Henle 干汇入处至回结肠静脉汇入处之间的肠系膜上静脉主干称为外科干。Henle 干常由右结肠静脉、中结肠静脉、胃网膜右静脉和胰十二指肠下静脉汇合形成。根据汇合情况不同分为 5 型。①胃网膜右静脉和右结肠静脉汇成,最常见,占

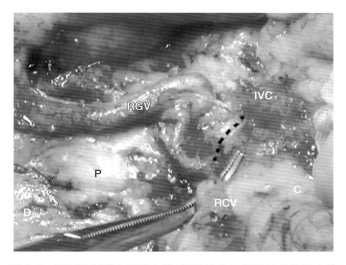

图 7-6　仔细解剖胃结肠干血管(标黑线处),根部结扎结肠血管
C:结肠;P:胰腺;D:十二指肠;RCV:右结肠静脉;RGV:胃网膜右静脉

56%~74%;②胃网膜右静脉、右结肠静脉和胰十二指肠下静脉汇成;③胃网膜右静脉、胰十二指肠下静脉和中结肠静脉合成;④胃网膜右静脉、右结肠静脉和中结肠静脉合成;⑤胃网膜右静脉、右结肠静脉和胰十二指肠下静脉前、后支汇成。少部分人上述4支静脉分别单独注入肠系膜上静脉,未形成Henle干。在进行右半结肠游离操作时务必小心操作,避免因粗暴操作导致该静脉撕裂出血。避免出血的方法是,首先沿胃网膜右静脉向肠系膜上静脉根部的方向分离,所遇来自结肠的静脉应严密结扎。同时助手在牵拉时应注意避免过度用力,以免把结肠静脉和胃网膜结脉的汇入点处牵拉破裂造成大出血。

第三点,防止腹腔神经丛受到损伤。CME手术既要求中央结扎,同时也要避免腹腔神经丛损伤所带来的顽固性腹泻。这就要求术者在手术操作中要充分暴露肠系膜上静脉和肠系膜上动脉,在距离这两个主干血管0.5cm的地方结扎切断分支血管。

第四点,淋巴漏的防治。CME手术要求中央结扎,这就需要把系膜根部的淋巴结进行充分清扫,在胰头、十二指肠周围和主干血管周围进行手术操作的时候,可能会造成一些淋巴管的损伤而引起术后的淋巴漏,要想避免这种情况,就要求术者在这些脏器周围进行操作的时候,一定要留心每一条有可能是淋巴管的管道,进行认真的结扎,防止术后淋巴漏的出现。

七、术后处理要点

CME术后处理与传统结肠癌根治手术的处理原则一致:①注意维持内环境的稳定,注意给予肠外营养,同时早期恢复肠内营养;②鼓励早期下床活动,加速康复外科的措施;③注意患者胃肠蠕动的恢复,避免出现肠功能的问题;④密切观察患者的引流情况,及时发现淋巴漏的可能。

(叶颖江 杨晓东 高志冬)

参 考 文 献

[1] Henle J. Handbuch der Systematischen Anatomie des Menschen. III. 1. : Handbuch der Gefaesslehre des Menschen note 1. Braunschweig: Friedrich Vieweg und Sohn,1868.

[2] Ignjatovic D,Stimec B,Finjord T,et al. Venous anatomy of the right colon: three-dimensional topographic mapping of the gastrocolic trunk of Henle. Tech Coloproctol,2004,8(1): 19-21.

[3] Ignjatovic D,Spasojevic M,Stimec B. Can the gastrocolic trunk of Henle serve as an anatomical landmark in laparoscopic right colectomy? A postmortem anatomical study. Am J Surg,2010,199(2): 249-254.

[4] Yamaguchi S,Kuroyanagi H,Milsom JW,et al. Venous anatomy of the right colon. Precise structure of the ma-

jor veins and gastrocolic trunk in 58 cadavers. Dis Colon Rectum,2002,45(10)：1337-1340.

［5］徐慧君,武义鸣,陈昌富,等.肠系膜上静脉外科干的观察.临床应用解剖学杂志,1983,1(12)：118-122.

［6］杨最素,朱晞,丁明星,等.Henle 干和外科干的解剖观察及临床意义.解剖学杂志,2005,28(1)：87-89.

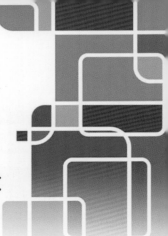

第八章　左半结肠癌完整结肠系膜切除术

根治性左半结肠切除主要应用于结肠脾曲及降结肠恶性肿瘤。毫无疑问,结肠癌根治过程的基本原则,如整块切除(en-bloc)、非接触(no-touch)等在左半结肠癌完整系膜切除(complete mesocolic excision,CME)中亦应严格遵守。除此之外,根据 Hohenberger 的观点,标准的左半结肠癌 CME 手术应符合以下标准:保持切除结肠肠管的系膜完整,即在结肠系膜脏壁层间游离;高位血管结扎,彻底清扫滋养血管根部的淋巴结;足够的肠管切除范围。

一、左半结肠癌 CME 的应用解剖

左侧 Toldt 间隙(即左结肠后间隙)是左半结肠癌 CME 手术的重要标志,对左半结肠的游离应在此间隙进行以保证结肠系膜完整。左侧 Toldt 间隙位于左结肠系膜后叶与左肾前筋膜(即 Gerota 筋膜)之间,是胚胎发育过程中,降结肠系膜经过顺时针旋转,其左侧表面与肾前筋膜融合所致。左侧 Toldt 间隙向尾侧与骶前间隙相交通,向内侧跨过腔静脉与腹主动脉与右侧 Toldt 间隙相延续,向外侧终止于 Toldt 白线,向头侧在胰腺下缘分开分别进入胰前及胰后间隙(即 Treitz 筋膜)。胰前间隙的前方为横结肠系膜后叶,胰后间隙的后方为肾前筋膜的延续。

左半结肠癌 CME 手术涉及肠系膜上、下血管系统的解剖。手术过程中需切断结肠中动脉的左支,并在根部切断肠系膜下动静脉。肠系膜下动脉发自腹主动脉,提供横结肠左侧 1/3、降结肠、乙状结肠及大部分直肠的血供,其起始部位于十二指肠水平部下方,髂动脉分叉部头侧 3～4cm。通常,肠系膜上、下动脉间存在丰富的边缘动脉交通。在部分边缘弓开放不佳的患者中,中结肠动脉与左结肠动脉间的 Riolan 血管弓开放以保证结肠脾曲及降结肠上部的血供。肠系膜下静脉通常走行于动脉左侧的结肠系膜内,末段与动脉分离后,经十二指肠空肠襞左侧胰腺体部下缘汇入脾静脉。

淋巴结沿动脉分布。CME 手术要求进行血管中央结扎,在此过程中可完成主血管根部(D3)的淋巴结清扫。

二、左半结肠癌 CME 的操作要点

左半结肠癌 CME 通常选择下腹正中切口左侧绕脐向上,由于需游离结肠脾曲,切口应

适当向上延伸。入腹后,首先探查肝脏、脾脏、网膜、系膜等处,除外远隔器官转移及腹腔种植播散。腹水吸出后可离心寻找肿瘤细胞。

开腹左半结肠癌 CME 手术通常采用侧方入路。在乙状结肠第一曲外侧缘肠壁或系膜与左侧腰大肌筋膜和腹膜之间存在先天融合,打开此融合后,进入左侧 Toldt 间隙。向上沿降结肠外侧打开左侧 Toldt 白线,在"黄白交界处"分离,扩大 Toldt 间隙,到达结肠脾曲,切断膈结肠韧带。向下分离乙状结肠系膜根部,直至直肠上 1/3 后方。注意保持降结肠系膜后叶完整,并避免损伤左侧输尿管及生殖血管(图 8-1)。

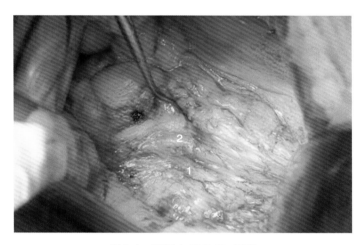

图 8-1　显露左侧 Toldt 间隙
1:左侧输尿管;2:左侧生殖血管

在胃网膜血管弓下切开胃结肠韧带的左侧半,自右向左游离,切断脾结肠韧带,与外侧切口汇合,完全游离结肠脾曲,在此过程中应避免过度牵拉损伤脾脏下极导致出血。

在左侧 Toldt 间隙向内侧游离,注意保持降结肠系膜后叶及左 Gerota 筋膜的完整,直至显露腹主动脉左侧及肠系膜下动脉根部。对于 T4 期的肿瘤,若已侵犯 Gerota 筋膜,则需将其连同肾周脂肪组织一并切除。

在胰腺下缘切开横结肠系膜的左 1/3,显露中结肠动脉左支,在根部结扎、切断(图 8-2)。紧张横结肠系膜,于胰腺下缘,十二指肠空肠曲外侧显露肠系膜下静脉,根部结扎、切断。于十二指肠水平部下方显露肠系膜下动脉根部,清扫淋巴结后,结扎、切断肠系膜下动脉(图 8-3)。

将横结肠向上翻起,降结肠翻向外侧。在降结肠后方垫予纱布,将横结肠系膜后叶的切开线向下方延伸,绕过十二指肠空肠曲外侧,完全切开横结肠、降结肠、乙状结肠及直肠上1/3 的系膜,显露后方纱布。根据肿瘤的位置,在横结肠远端和降结肠近端之间横断近端肠管,在直肠上 1/3 处横断远端肠管,移去标本(图 8-4)。行横结肠直肠端端吻合。

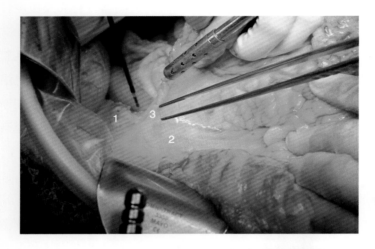

图 8-2　显露结肠中血管
1：胰腺；2：结肠中血管右支；
3：结肠中血管左支

图 8-3　显露肠系膜下动、静脉
1：十二指肠；2：肠系膜下动脉；3：腹主动脉；4：肠系膜下静脉

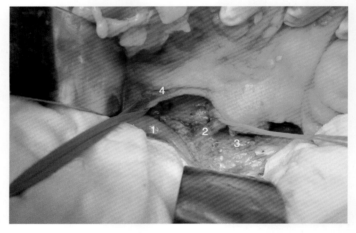

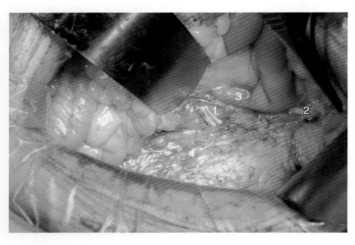

图 8-4　标本移除后
1：肠系膜下动脉断端；2：肠系膜下静脉断端；3：十二指肠；
4：Gerota 筋膜

三、左半结肠癌 CME 与 D3 手术的关系

虽未取得共识,但多数西方学者认为,结肠癌 CME 为相对较新的概念。CME 能明显减少结肠癌术后复发,延长患者的生存期。但在以日本(包括韩国、中国等)为代表的东方国家,一直以来,结肠癌手术多采取 D3 根治术。1977 年,日本大肠癌协会推荐 D3 根治术为 T3 期以上结肠癌的标准手术。D3 手术着重强调主血管根部的淋巴结清扫。

目前的研究认为,与 D3 手术相比,CME 可获得更大的系膜切除范围及阴性淋巴结数量。究其原因,日本学者认为,结肠癌淋巴结转移极少超过距离肿瘤 10cm 以上的系膜。因此,在日本,结肠癌肠管切除的范围一般不超过距离肿瘤 10cm。但在 CME,其肠管切除范围要显著大于 D3 手术。2005 年,英国学者提出了结肠癌手术标本质量分级:①差:固有肌层面仅切除少量结肠系膜,并且轴向最近切缘达到肠壁固有肌层;②良:结肠系膜内层面不规则切除了部分结肠系膜,并且轴向最近切缘超过肠壁固有肌层;③优:结肠系膜层面完整切除结肠系膜,并且腹膜壁层切面平滑。依据此标准,CME 手术标本质量为优者比例要高于 D3 手术(88% vs.73%,P=0.002),这一差异主要是由于右半结肠切除标本的不同所致。但根据现有文献,接受 CME 或 D3 手术患者的局部复发率及远期生存数据接近。因此,我们认为 CME 与 D3 手术无本质上的区别。

(李非 李昂)

参 考 文 献

[1] Hohenberger W,Weber K,Matzel K,et al. Standardized surgery for colonic cancer:complete mesocolic excision and central ligation—technical notes and outcome. Colorectal Dis,2009,11(4):354-364.

[2] 杉原健一.普通外科临床要点与盲点丛书·大肠肛门外科.北京:人民卫生出版社,2013.

[3] 篠原尚,水野惠文,牧野尚彦.图解外科手术-从膜的解剖解读术式要点.沈阳:辽宁科学技术出版社,2013.

[4] 三毛牧夫.腹腔镜下大肠癌手术.沈阳:辽宁科学技术出版社,2015.

[5] 万远廉,严仲瑜,刘玉村.腹部外科手术学.北京:北京大学医学出版社,2010.

[6] 李国新,丁自海,张策,等.腹腔镜下左半结肠切除术相关筋膜平面的解剖观察.中国临床解剖学杂志,2006,24(3):298-301.

[7] 叶颖江,Hohenberger W,王杉.结肠癌完整结肠系膜切除——规范化质量控制手术的趋势.中国实用外科杂志,2011,31(6):470-472.

[8] West NP,Kobayashi H,Takahashi K,et al. Understanding optimal colonic cancer surgery:comparison of Japanese D3 resection and European complete mesocolic excision with central vascular ligation. J Clin Oncol,2012,30(15):1763-1769.

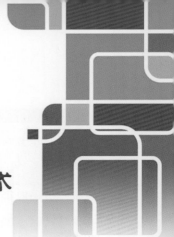

第九章　横结肠癌完整结肠系膜切除术

　　横结肠癌发病率较低,约占结肠癌的 10%,但是横结肠毗邻结构较多,淋巴转移具有多方向性,增加了横结肠癌 CME 手术的难度。

一、横结肠癌 CME 手术的应用解剖

　　1. 横结肠筋膜结构　融合筋膜是连接结肠系膜脏层筋膜和腹后壁壁层筋膜(如肾前筋膜等)的组织,沿此线切开可以进入 Toldt 间隙。理论上讲,此间隙向内与对侧 Toldt 间隙相通,向上在右侧结肠肝曲附近水平方向分成胰前间隙和胰后间隙(即 Treitz 融合筋膜),肝曲部包绕胰头十二指肠,脾曲部包绕胰体尾部和脾脏。胰腺与大网膜囊后叶筋膜(胰腺前包膜)存在潜在的胰前筋膜,大网膜囊后叶筋膜向下延续形成大网膜前叶;胰腺与胰腺后方筋膜(胰腺后包膜)之间包含脾动脉、脾静脉,与后方肾前筋膜之间形成潜在的胰后融合筋膜(左侧命名为 Treitz 融合筋膜,右侧为 Toldt 融合筋膜),胰腺后方筋膜向下延续形成大网膜后叶。胰后融合筋膜在胰腺下缘垂直方向分成大网膜后叶筋膜与横结肠系膜前叶筋膜融合筋膜、结肠系膜后方融合筋膜。

　　2. 淋巴结转移途径　横结肠淋巴回流的主要途径沿结肠中动脉走行,但是横结肠与周围毗邻器官有丰富的吻合血管,所以横结肠的淋巴引流途径也是多方向性的。结肠中动脉左支与胃十二指肠动脉的分支胰横动脉之间交通,因此横结肠癌可转移至胰腺下缘淋巴结。胃网膜右动脉与大网膜血管之间有交通支,因此可出现胃网膜右动脉淋巴结转移。

二、横结肠 CME 手术的操作要点

　　由于横结肠癌发病率低,横结肠毗邻结构较多,解剖困难,且淋巴结清扫术野涉及胰、胃、脾、肾等重要器官,手术操作复杂,技术难度大。但只要遵循 CME 手术原则,锐性分离脏壁层筋膜,中央结扎中央血管,彻底清扫淋巴结,完整切除肿瘤及淋巴引流组织,即可化繁为简。

　　1. 锐性分离脏层、壁层筋膜　将大网膜与横结肠分离打开小网膜囊,于胰腺下缘分离横结肠两层系膜,注意保证脏层筋膜的完整性。对于侵犯周围脏器的结肠癌,应遵循整块切除(en-bloc resection)的原则,行联合脏器切除直至周围正常组织,余区域仍遵循沿组织胚胎

发育解剖层次分离脏层、壁层筋膜。

2. 淋巴结清扫范围 横结肠淋巴回流的主要途径沿结肠中动脉走行,然而,横结肠包括肝曲、脾曲,淋巴回流的途径是多方向性的(图9-1)。约5%的肝曲结肠癌患者可出现胰头淋巴结转移,约4%可出现胃大弯侧胃网膜淋巴结转移。横结肠癌随着肿瘤增大亦可出现胃网膜淋巴结转移。横结肠近脾曲及脾曲结肠癌也可出现胰尾下缘淋巴结转移,以及肠系膜上动脉根部

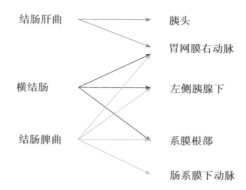

图9-1 横结肠癌多方向淋巴结转移途径

淋巴结转移。在Ⅲ期横结肠癌患者中,20%的患者出现胰腺下缘、胃网膜血管弓、胃网膜右动脉周围的淋巴结转移。在大网膜有肿瘤浸润时,胰腺下缘的淋巴结阳性率更高。

3. 中央血管结扎 横结肠癌包括肝区、脾区肿瘤需行结肠中动静脉中央血管结扎,按照潜在的淋巴结转移途径,胃网膜右动静脉亦应行根部血管结扎。在根部结扎血管之前,需切开覆盖肠系膜上静脉的脏层筋膜,在暴露肠系膜上静脉右侧及前方后,可良好地显露肠系膜上动脉。如果胰头淋巴结可能受累,应将该区域淋巴结从胰头清扫,并在根部结扎胃网膜右动脉。

4. 横结肠癌 CME 操作步骤

(1)遵循由远而近的原则探查。重点了解肝脏及卵巢有无转移,进一步了解大网膜、肠系膜、腹膜和 Douglas 窝有无癌种植。纱布垫隔开小肠,翻起大网膜,观察横结肠癌灶所在部位、大小、浸出浆膜以及与周围器官粘连情况等。

(2)横结肠癌需游离肝区、脾曲结肠,切除距横结肠肿瘤以远 10～15cm 的胃大弯侧大网膜,打开小网膜囊,于胰腺下缘分离横结肠两层系膜(图9-2),充分暴露根部血管。

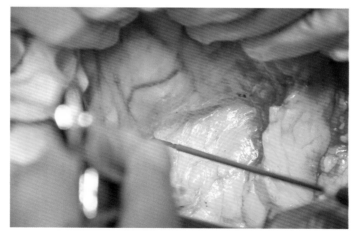

图9-2 分离横结肠脏壁层筋膜

77

（3）切断结扎胃网膜右血管,清扫幽门下淋巴结。

（4）展开肠管确认血管走行后,需裸化结肠中血管,根部结扎切断(图9-3)。

（5）最后根据血管弓标记切除肠管范围,包括脾曲、横结肠、肝曲,整块移除标本。

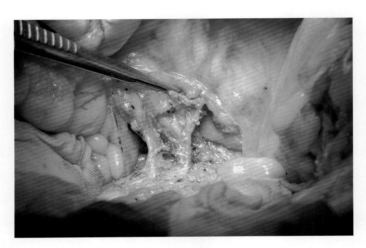

图9-3　显露中结肠血管根部

（尹慕军　梁斌　崔艳成）

参 考 文 献

[1] Mistrangelo M,Allaix ME,Cassoni P,et al. Laparoscopic versus open resection for transverse colon cancer. Surg Endosc,2015,29(8): 2196-2202.

[2] Perrakis A,Weber K,Merkel S,et al. Lymph node metastasis of carcinomas of transverse colon including flexures. Consideration of the extramesocolic lymph node stations. Int J Colorectal Dis, 2014, 29 (10): 1223-1229.

[3] Toyota S,Ohta H,Anazawa S. Rationale for extent of lymph node dissection for right colon cancer. Dis Colon Rectum,1995,38(7): 705-711.

[4] Hohenberger W,Weber K,Matzel K,et al. Standardized surgery for colonic cancer: complete mesocolic excision and central ligation-technical notes and outcome. Colorectal Dis,2008,11(4): 354-364.

[5] 叶颖江,Hohenberger W,王杉.结肠癌完整结肠系膜切除——规范化质量控制手术的趋势.中国实用外科杂志,2011,31(6): 470-472.

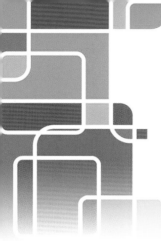

第十章　腹腔镜右半结肠癌完整结肠
系膜切除术

　　盲肠与升结肠癌的腹腔镜手术治疗主要是腹腔镜下右半结肠癌根治术。当前,腹腔镜下右半结肠手术的技术已经非常成熟,手术入路、手术步骤已规范化、程序化,并得到广泛的认同:通常可采用由内向外、自下而上的中间入路进行手术。腹腔镜下右半结肠手术的解剖标志亦已明确:手术中可以回结肠血管为解剖发动点,以肠系膜上静脉的外科干为解剖中心,以右结肠后间隙-横结肠后间隙这一无血管平面为解剖层面,完成整个右半结肠的游离和解剖。随着完整结肠系膜切除这一概念的提出,腹腔镜结肠癌根治手术已经从以往的规则性、规范性切除进展到精准化切除阶段。

　　右半结肠手术中遇到的解剖层面较之左半结肠和直乙结肠往往更为复杂,而右半结肠的血管解剖变异更多。在手术操作中常常会遇到各种变数,是右半结肠手术的特点。面对各种不同的情况,手术者往往需要把握好 CME 这一操作原则,以规范的手术操作,获得充分的肿瘤根治。

一、适应证

主要适用于阑尾、盲肠、升结肠和结肠肝曲的恶性肿瘤。

二、禁忌证

　　随着腹腔镜手术技术和器械的发展,以及麻醉和全身支持水平的提高,腹腔镜手术的适应证已有很大的扩展,许多以往的手术禁忌正逐渐成为相对禁忌。

　　1. 肿瘤直径大于 6cm 和(或)与周围组织广泛浸润;腹部严重粘连、重度肥胖者、大肠癌的急症手术(如急性梗阻、穿孔等)和心肺功能不良者为相对手术禁忌。

　　2. 全身情况不良,虽经术前治疗仍不能纠正者;有严重心、肺、肝、肾疾病,不能耐受全身麻醉手术者为手术禁忌。

三、术前准备

1. 术前检查应了解肝脏等远处转移情况和后腹膜、肠系膜淋巴结情况。

2. 控制可影响手术的有关疾病,如高血压、冠心病、糖尿病、呼吸功能障碍、肝肾疾病等。

3. 纠正贫血、低蛋白血症和水、电解质紊乱及酸碱平衡失调,改善患者的营养状态。

4. 行必要的肠道准备。

四、体位与手术室布置

患者取仰卧位,可视手术操作采用15°~30°头高脚低位,水平分腿固定,呈"大"字形,气腹建立后手术台向左侧倾斜15°~30°。主刀位于患者左侧,第一助手位于患者右侧,持镜者位于两腿之间;或术者位于患者两腿之间,第一助手和持镜者分别位于患者右侧和左侧,但以前者应用更为广泛。监视器、气腹和光源系统安置在患者头侧(图10-1)。

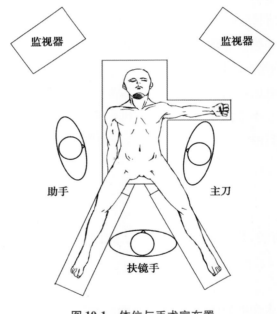

图 10-1 体位与手术室布置

五、手术步骤

1. 建立气腹 脐下3cm做一个纵向切口(取标本时可顺延切口,气腹针穿刺,建立气腹,维持腹内压在15mmHg)。

2. 戳孔选择 通常需5个戳孔(图10-2)。目前采用五孔法,脐孔下作为观察孔,置入30°镜。左侧锁骨中线肋下12cm作为主操作孔。右侧锁骨中线肋下、双侧髂前上棘及脐连线中点各5cm做辅助操作孔。

80

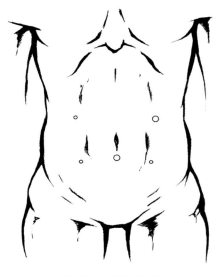

图 10-2　戳孔选择

3. 探查腹腔　按照由远及近的原则循序探查,最后探查病灶。一般探查顺序为:腹膜→肝脏→胃、胆囊、胰腺→大网膜→小肠→除肿瘤部位以外的其他结肠→盆腔及其脏器→血管根部淋巴结→肿瘤原发灶。必要时可用腹腔镜超声探查肝脏有无转移灶或行冰冻切片检查。

4. 处理回结肠血管　向上外方牵拉回盲部的肠系膜,显露回结肠动静脉的血管投影,即一条连接回盲部和十二指肠水平部下缘的条索状物,沿该投影自远端向近端用超声刀打开右结肠系膜(图 10-3),探及 Toldt 间隙并初步拓展之,随后骨骼化回结肠动静脉,直至其汇入肠系膜上动静脉处,清扫回结肠动静脉根部的淋巴脂肪组织,并分别在血管根部用血管夹夹闭后剪断之(图 10-4)。

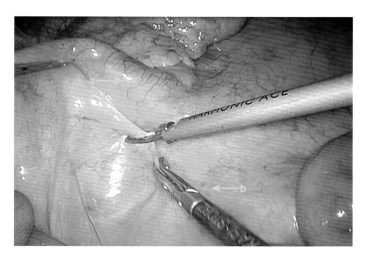

图 10-3　手术起步打开右结肠系膜
a:回结肠血管;b:肠系膜上血管

5. 沿肠系膜上静脉为主线解剖血管,于肠系膜上静脉的前方打开血管鞘,用分离钳轻轻地撑开并用超声刀切开向上分离,至 Henle 胃结肠共同干并将其骨骼化,同时清扫外科干周围的淋巴结,沿途解剖出右结肠静脉和胃网膜右静脉,于右结肠静脉的根部予血管夹夹闭后离断。于肠系膜上静脉左侧,在肠系膜上动脉发出的右结肠动脉分支水平清除肠系膜上淋巴结,并在该血管分支水平用血管夹夹闭后切断动脉根部(图 10-5)。

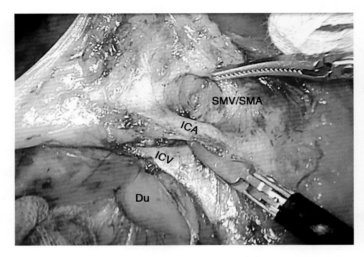

图 10-4　处理回结肠血管
SMV/SMA：肠系膜上静脉/肠系膜上动脉；ICA：回结肠动脉；ICV：
回结肠静脉；Du：十二指肠

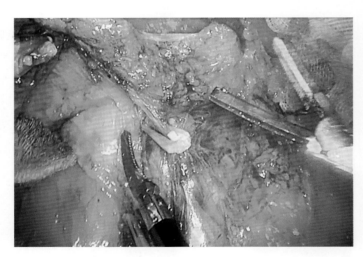

图 10-5　处理右结肠动脉

6. 处理中结肠血管，继续沿肠系膜上动静脉向上解剖，暴露中结肠动静脉及其左右两分支，清扫中结肠血管右侧分支根部的淋巴结，并于右支血管根部用血管夹夹闭并剪断，保留其左支血管。若肿瘤位于结肠肝曲，则需于中结肠动静脉根部清扫淋巴结，使用血管夹钳夹其根部后剪断（图 10-6）。

7. 在右半结肠拓展 Toldt 间隙，这一间隙包括右结肠后间隙与横结肠后间隙两部分。手术过程中，首先通过助手和手术者左手肠钳向上顶起右结肠系膜，在一定张力的状态下，从肠系膜上静脉右侧始，进入右结肠系膜脏层筋膜和腹后壁壁层筋膜（肾前筋膜）之间的间隙

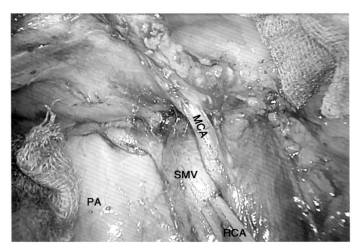

图 10-6　处理中结肠血管

MCA:结肠中动脉;SMV:肠系膜上静脉;PA:胰腺;RCA:右结肠动脉

进行分离,向上、向外剥离右半结肠,沿右侧生殖腺血管和输尿管表面分离,显露十二指肠水平部和胰头前方(图 10-7),切除右 Toldt 筋膜、胰头十二指肠前筋膜,上方至胰腺下缘横结肠系膜根部,侧方至结肠侧腹膜返折,完整切去结肠系膜前后叶,一并清扫系膜内淋巴脂肪组织。若盲肠或升结肠肿瘤侵犯浆膜,需切除该处腹膜后脂肪。在拓展这一间隙过程中,有时可置入一块小纱布,帮助做钝性的推进和分离,可达到事半功倍的效果。在处理十二指肠水平部和胰头前方间隙时,此处间隙相对紧密,可利用超声刀或剪刀小步前进,避免损伤或出血。胰颈下缘往往有胃网膜右静脉汇入 Henle 干或 SMV,是容易造成出血的潜在危险之处(图 10-8)。

8. 离断右胃结肠韧带,使横结肠处于向下、向左的自然悬垂状态,从十二指肠球部开

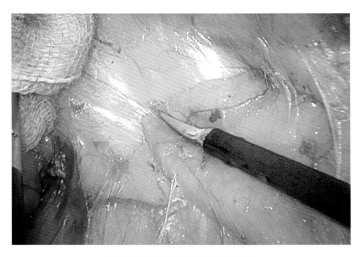

图 10-7　拓展右结肠后间隙

83

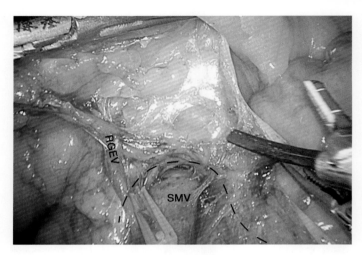

图 10-8　胰颈下缘胃网膜右静脉解剖
RGEV：胃网膜右静脉；SMV：肠系膜上静脉

始,在十二指肠降部前面、幽门下区胃网膜血管弓外,沿胃大弯自左向右将右侧胃结肠韧带与横结肠系膜前叶紧密粘连处的横结肠系膜前叶分离、切断,右至肝结肠韧带水平,下至胰腺下缘胰腺固有筋膜表面。若为结肠肝曲肿瘤,应尽量靠近胃大弯分离右胃结肠韧带,同时清扫幽门下淋巴结群,并切断部分胃网膜右血管的分支。最后,在拟切断横结肠处分离、切开其上附着的大网膜(图 10-9)。

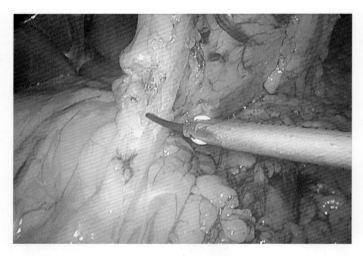

图 10-9　打开胃结肠韧带

对于之前处理右结肠静脉和中结肠静脉困难者,也可在此过程中操作,切开胃结肠韧带后,即进入大网膜和横结肠系膜之间的无血管筋膜间隙,该间隙位于中结肠静脉前,沿该血管表面向横结肠系膜根部胰腺下缘分离,显露肠系膜上静脉和 Henle 胃结肠共同干,于根部清扫周围淋巴脂肪组织后,用血管夹分别夹闭中结肠静脉右支或根部、右结肠静脉。

9. 分离侧腹膜,将回盲部向左侧牵拉,于壁腹膜及肠管浆肌层结合部切开升结肠外侧侧腹膜。将升结肠推向中线并向左侧牵引,沿右结肠旁沟、自髂窝至结肠肝曲离断升结肠外侧侧腹膜(图 10-10)。

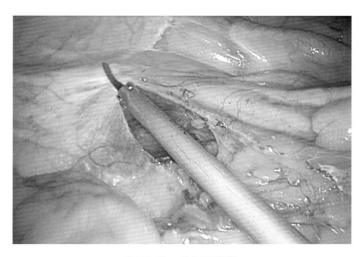

图 10-10　分离侧腹膜

10. 游离结肠肝曲　向下牵拉结肠肝曲,显露肝结肠韧带和右膈结肠韧带,沿肝脏下缘、右 Gerota 筋膜表面,先后离断肝结肠韧带和右膈结肠韧带,游离结肠肝曲,与回盲部开始的剥离面汇合后完成右半结肠的完全游离。结肠肝曲肿瘤者,如已侵犯浆膜,要切除右肾周脂肪囊前份,直至显露被覆于肾表面的质薄而坚韧的纤维膜(图 10-11)。

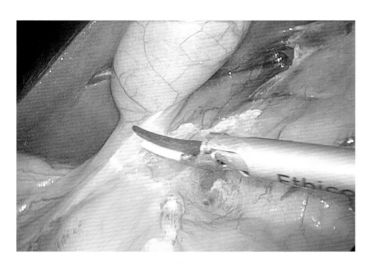

图 10-11　游离结肠肝曲

11. 切除右半结肠,关闭气腹,右侧经腹直肌或脐下做一约 4cm 的小切口,置入塑料套保护切口,将右半结肠拉出体外,直视下人工离断 10～15cm 末端回肠和横结肠,并确保肠管切除线距病灶边缘≥10cm,切除右半结肠包括肿瘤、结肠系膜和足够的肠段并移除标本。如果肿瘤较大,可在体内使用切割器切断肠段,这样可缩短腹部切口的长度(图 10-12)。

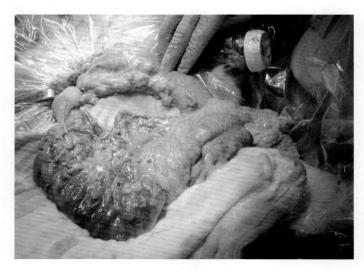

图 10-12　切除右半结肠

12. 回肠横结肠吻合　根据回肠和横结肠断端直径的大小,在确保肠管无扭转的前提下,体外手工完成回肠横结肠端-端或端-侧的全层吻合,或使用侧-侧吻合器施行功能性侧-侧吻合,横结肠系膜与回肠系膜的游离缘可缝合关闭,也可不缝合。

13. 冲洗及引流关闭小切口,重新建立气腹。用生理盐水冲洗腹腔,并检查创面有无出血、肠管有无张力、小肠有无钻入系膜缺口等情况,查无活动性出血后,于右结肠旁沟放置引流管 1 根,由右下腹穿刺孔引出。

六、术后处理

1. 密切观察患者的生命体征,引流物的性质和数量。

2. 维持水、电解质及酸碱代谢平衡,给予抗生素防治感染。

3. 持续胃肠减压至肠道功能恢复,肛门排气后可给予流质饮食,逐渐发展到低渣常规饮食。

4. 手术后抗癌综合治疗根据肿瘤性质制订方案,给予化疗、放疗与免疫疗法。

七、技术要点与难点解析

关于腹腔镜下右半结肠癌完整结肠系膜切除手术的操作过程,我们总结了一个"点、线、面"的概念,即手术的策略与要点。所谓的"点",即以回结肠血管解剖投影为起步点,在其下缘打开结肠系膜,"线"是指以肠系膜上静脉(SMV)为主线,进行解剖血管,清扫淋巴,"面"则是指进入 Toldt 间隙,即右结肠后间隙(RRCS)或横结肠后间隙(TRCS)这一天然无血管的外科平面。在完全中间入路的操作中,强调以"由点到线,由线到面"的策略进行。这一策略将手术的起步、肠系膜上静脉的裸化、沿途血管的中央结扎和根部淋巴清扫,再到外科平面的探寻拓展等过程顺势连贯,一气呵成加以实施。而事实上,这正是对完全中间入路完整结肠系膜切除"自下而上,由内到外,中路突破,外围包抄"的进一步诠释。具体的操作要点与应当注意克服的难点包括:

TRCS 的寻找与拓展:TRCS 位于横结肠系膜和胰十二指肠下份之间,尾侧以十二指肠水平部下缘为界与 RRCS 相延续,头侧以横结肠系膜根部为界与系膜间间隙(IMS)相延续。因此,TRCS 的正确寻找与拓展是完成完全中间入路 CME 的重要步骤之一。我们认为有两种途径有助于正确寻找 TRCS:第一,SMV 是升结肠系膜和小肠系膜之间的边界,也是 TRCS 的中线侧界和入路,因此在确定 SMV 行外科干清扫后,沿 SMV 血管鞘表面向右侧锐性解剖升结肠系膜,稍加分离即可进入 TRCS。第二,在确定回结肠血管后,可顺利进入 RRCS 的下部,然后向上拓展,游离十二指肠水平部及胰腺前方,进入 TRCS。进而向头侧拓展进入 IMS,向右侧拓展进入 RRCS,从而顺利完成结肠系膜的游离。

胰腺下缘"爬坡":完全中间入路须由下往上拓展 TRCS,由横结肠系膜根部进入 IMS,而胰腺下缘的辨认与"爬坡"是关键步骤之一。误入胰腺后方及损伤胰腺实质造成出血及相应的血管并发症是完全中间入路的潜在风险。因此,正确辨认胰腺下缘,掌握"爬坡"时机显得尤为关键。我们认为,沿 SMV 清扫外科干后,寻找胃结肠共同干,而后者的出现提示胰腺下缘已经非常接近,此时应朝前上方向解剖,做好"爬坡"准备;胃网膜右静脉的出现则提示进入 IMS 的时机已经到来,可沿此静脉左缘解剖,较易进入 IMS。

(郑民华 马君俊)

参 考 文 献

[1] Hohenberger W, Weber K, Matzel K, et al. Standardized surgery for colonic cancer: complete mesocolic excision and central ligation-technical notes and outcome. Colorectal Dis,2009,11(4): 354-364.

[2] 池畔,林惠铭,陈燕,等. 手助腹腔镜扩大右半结肠切除血管骨骼化淋巴清扫术. 中华胃肠外科杂志,2005,8(5): 410-412.

完整结肠系膜切除术

［3］李国新,胡彦锋.胃癌的微创治疗进展.腹腔镜外科杂志,2012,17(5)：325-329.

［4］冯波,陆爱国,王明亮,等.中间入路腹腔镜下行完整结肠系膜切除根治右半结肠癌35例可行性与技术要点分析.中国实用外科杂志,2012,32:323-326.

［5］Feng B,Ling TL,Lu AG,et al. Completely medial versus hybrid medial approach for laparoscopic complete mesocolic excision in right hemicolon cancer. Surg Endosc,2014,28：477-483.

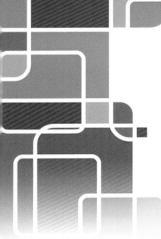

第十一章 腹腔镜左半结肠癌完整结肠系膜切除术

1991 年 Jacobs 等首次报道应用腹腔镜技术进行结直肠手术。经过 20 余年的发展,腹腔镜技术已经广泛地应用于结直肠癌的根治性切除,有望成为结直肠癌手术的首选方式。结直肠癌中降结肠癌发病率低,腹腔镜手术操作较右半结肠、乙状结肠以及直肠复杂,清扫淋巴结及游离脾曲手术难度大,尤其对于腹腔镜手术初学者不易掌握。笔者结合自身临床实践体会,对腹腔镜左半结肠癌完整系膜切除术的手术解剖标志以及技术要点进行总结。

一、手术适应证

腹腔镜下左半结肠癌完整系膜切除术的适应证和开腹手术相同,包括:降结肠及结肠脾曲癌。腹腔镜手术禁忌证为:T4b;M1 且远处转移病灶不可切除;脏器功能不能耐受腹腔镜手术。有经腹部手术史是腹腔镜手术禁忌证,而现在被认为是腹腔镜手术的相对禁忌证,如果腹腔手术区域粘连不重,仍可选择腹腔镜手术。当降结肠或结肠脾曲癌合并肠梗阻症状时,出现 M1 且转移病灶不可切除,为缓解肠梗阻症状,亦可选择手术切除。

二、手术中的重要解剖标志

腹腔镜左半结肠癌完整系膜切除术手术应遵循传统开腹肿瘤切除的原则,结合手术过程中应寻找的解剖标志,手术步骤可大致分为六部分(表 11-1)。

表 11-1　腹腔镜左半结肠癌完整系膜切除术中的解剖标志及手术步骤

手术步骤	解剖标志
1. 清扫系膜根部淋巴结	肠系膜下动脉
2. 根部切断肠系膜下静脉	十二指肠空肠曲、胰腺下缘
3. 游离结肠脾曲	脾脏下极
4. 完整切除左半结肠系膜	Toldt 筋膜、胰腺下缘
5. 离断系膜、裸化肠管	结肠中动脉左支
6. 标本离断、消化道重建	

三、手术步骤及难点

（一）患者的体位、手术人员位置及 trocar 位置选择

患者需全身麻醉，采用 Trendelenburg（特伦德伦伯）体位，即患者仰卧位，双腿分开，双膝微屈曲（图 11-1），体位可根据手术步骤而变化。术者和扶镜助手位于患者右侧，一助位于患者左侧，术者位置可根据不同的手术步骤变换。

Trocar 位置选择：观察孔可根据剑突与脐间的距离选择脐上或者脐下。主操作孔可选择髂前上棘连线右侧腹直肌外缘，牵引孔与主操作孔间隔应大于 10cm，左侧对称部位为助手牵引孔（图 11-2）。需要注意的是，trocar 的位置不是恒定不变的，术中应根据不同患者的体形特点进行选择。

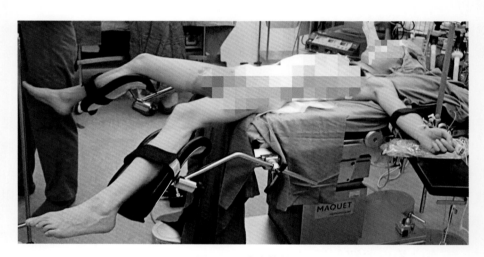

图 11-1　病人体位

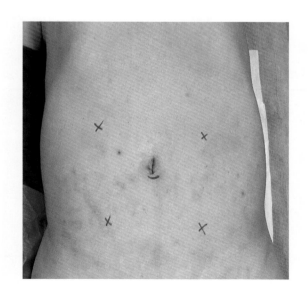

图 11-2　trocar 位置的选择

（二）腹腔镜下探查

建立气腹和 trocar 后,应进行腹盆腔探查,如果发现可疑转移病灶,应尽量取得病理诊断结果,判断手术是否能够达到 R0 切除。

（三）清扫系膜根部淋巴结

患者呈头低脚高位,左侧略高。与腹腔镜直肠癌根治手术入路相同,采用中间入路,由骶骨岬水平切开腹膜,沿腹主动脉向上切开系膜根部腹膜(图 11-3)。在此过程中,超声刀可采用"钳夹切割"方法,对于有一定腹腔镜手术经验者,也可采用"直接切割"方法,这种方法操作连贯、快速,但是要求切开线掌握准确,否则容易偏离正确的间隙。

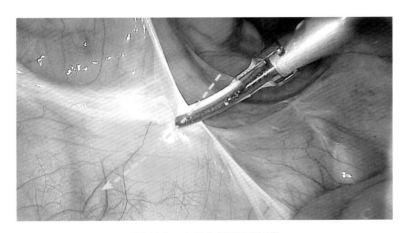

图 11-3　中间入路切开腹膜

肠系膜下动脉是该步骤中重要的"解剖标志",显露肠系膜下动脉根部,清扫其根部淋巴脂肪组织,在此过程中注意将肠系膜下动脉后方束带状神经与其他腹膜后结构一起推向后方,避免造成脏层筋膜背侧上腹下神经的损伤(图 11-4)。随后沿肠系膜下动脉向远端进一

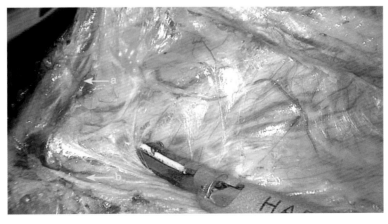

图 11-4　分离显露肠系膜下动脉(a)时注意脏层筋膜背侧上腹下神经(b)

步清扫淋巴脂肪组织,显露左结肠动脉以及第1～2支乙状结肠动脉。于左结肠动脉根部切开血管鞘,至少裸化1cm以上的血管,避免上血管夹时夹闭住周围组织引起出血,随后切断左结肠动脉,清扫其根部淋巴结。同样的方法处理第1～2支乙状结肠动脉。在此过程中,超声刀可采用"钳夹切割"与"开合分离"相结合的方法(图11-5,图11-6)。处理乙状结肠动脉时,如果直肠上静脉方便显露,可以同时夹闭切断。

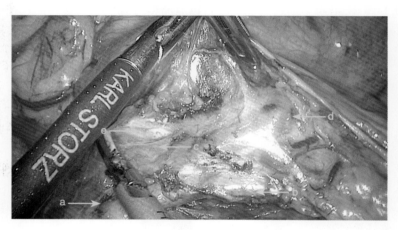

图 11-5 清扫血管根部淋巴结
a:肠系膜下动脉;b:直肠上动脉;c:左结肠动脉;d:第一支乙状结肠动脉;e:肠系膜下静脉

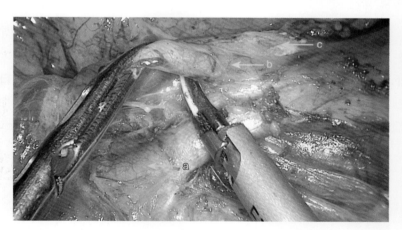

图 11-6 裸化血管,夹闭切断
a:肠系膜下动脉;b:左结肠动脉;c:肠系膜下静脉

(四) 根部切断肠系膜下静脉

　　沿十二指肠空肠曲左侧,向上切开腹膜,显露胰腺。于胰腺下缘分离显露肠系膜下静脉,根部切断。此处是手术难点,应注意避免层次过深,进入胰腺后间隙;牵拉张力应适度,避免造成脾静脉或者门静脉撕裂,引起大出血。一旦出现难以控制的出血,应及时中转开腹。

在分离十二指肠空肠曲左侧间隙时,术者将小肠牵向右侧,助手钳夹系膜牵向左侧,超声刀可采用"拨离"寻找间隙,采用"钳夹切割"游离。在肠系膜下静脉分离切断过程中,可采用"开合分离"与"拨离"相结合(图11-7)。

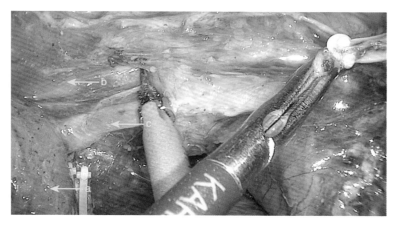

图11-7　沿十二指肠空肠曲(a)左侧在胰腺下缘(b)分离显露肠系膜下静脉(c)

（五）游离结肠脾曲

游离结肠脾曲是又一手术难点,可沿"由下至上"、"由右向左"两个方向操作会师,此步骤术者可站于患者两腿之间。

"由下至上"即术者将乙状结肠、降结肠牵向右侧,超声刀采用"钳夹切割"或"直接切割"的方法切开乙状结肠侧腹膜及降结肠侧腹膜(图11-8),结合超声刀的"拨离",沿左Toldt筋膜和左肾前筋膜之间的无血管间隙将降结肠从后腹壁游离,亦可与内侧分离平面会师。至脾下极时应注意牵拉用力务必轻柔,避免造成脾被膜撕裂、出血。进一步使用超声刀"钳夹切割"切断膈结肠韧带及部分脾结肠韧带(图11-9)。如果操作过程中出现脾下极撕

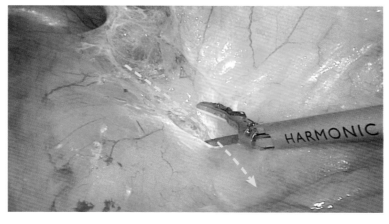

图11-8　切开降结肠、乙状结肠侧腹膜

裂导致出血,可使用单极电凝进行止血。

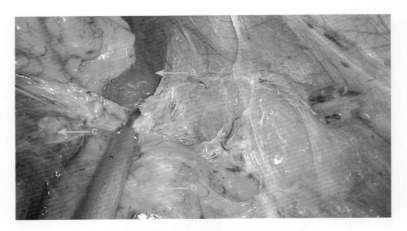

图 11-9　切断膈结肠韧带及脾结肠韧带
a:脾下极;b:左肾周脂肪囊;c:结肠脾曲

　　"由右向左"操作时患者的体位变为头高脚低位。术者将横结肠向足侧牵拉,助手将胃体向头侧牵拉,超声刀采用"钳夹切割"方法沿胃大弯血管弓边缘,切断左半侧胃结肠韧带(图 11-10),直至切断脾结肠韧带(图 11-11),与之前平面会师,完成结肠脾曲的游离。

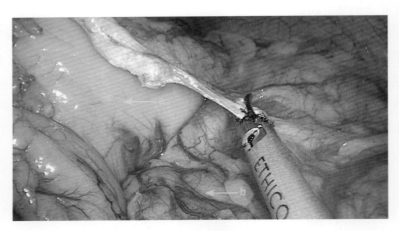

图 11-10　切开左半侧胃结肠韧带
a:胃体;b:横结肠

（六）完整切除左半结肠系膜

　　在完成结肠脾曲的游离后,暂不变换术野。术者保持将横结肠牵向足侧,助手挑起胃体,超声刀采用"钳夹切割"沿胰腺下缘切开横结肠系膜根部前叶的腹膜,随后可采用"拨离"与"钳夹切割"相结合,适当游离胰腺下缘,此操作便于随后游离左半结肠系膜。但应注意勿过度深入至胰腺后间隙,易损伤脾静脉造成难以控制的出血。

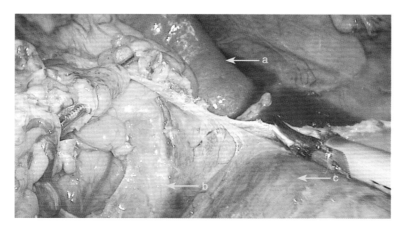

图 11-11 切断脾结肠韧带
a:脾;b:胰腺下缘;c:结肠脾曲

随后再次病人体位变为头低脚高位,开始拓展左半结肠后间隙,游离左半结肠系膜。在此过程中,可遵循"自下而上"、"左右会师"的顺序,Toldt 筋膜是重要的解剖平面,所有操作应在该筋膜和肾前筋膜前层之间的无血管间隙进行,只要平面正确,左侧生殖血管以及左侧输尿管不必全程显露(图 11-12)。超声刀可采用"钳夹切割"与"拨离"相结合的方法。当肿瘤向后侵犯后腹壁脂肪组织或者左侧肾周脂肪囊时,应将受侵组织一并整块切除。分离至胰腺下缘时,术者可将结肠脾曲牵向右侧,助手协助牵拉保持一定的张力,超声刀采用"钳夹切割"方法将横结肠系膜与胰腺下缘分离,从而与横结肠后间隙会师、贯通。

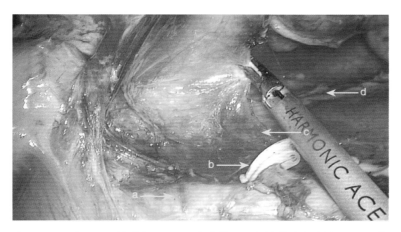

图 11-12 在 Toldt 筋膜和 Gerota 筋膜前层之间的游离左半结肠及系膜
a:肠系膜下动脉;b:左结肠动脉断端;c:左侧输尿管;d:左侧生殖血管

(七) 离断系膜、裸化肠管

再次确认肿瘤位置,确定上、下切除线,裸化肠管,远端肠管可在腹腔镜下闭合切断。结肠中动脉左支的处理可以在腹腔镜下完成,也可以开腹后完成。

（八）消化道重建

可选择左侧腹直肌外缘小切口,将左半结肠及其系膜提出腹腔。消化道重建方式根据病灶的位置可选择:端-端吻合、端-侧吻合或者侧-侧吻合均可。在此过程中,应注意切口的保护,避免造成切口种植转移。

（苏向前 崔明）

参 考 文 献

[1] Jacobs M,Verdeja JC,Goldstein HS. Minimally invasive colon resection (laparoscopic colectomy). Surg Laparosc Endosc,1991,1(3):144-150.

[2] 李国新,丁自海,张策,等.腹腔镜下左半结肠切除术相关筋膜平面的解剖观察.中国临床解剖学杂志,2006,24(3):298-301.

[3] 黄海啸,黄良祥,李建党,等.腹腔镜辅助下左半结肠切除5例报告.中国微创外科杂志,2007,7(9):842-843.

[4] Liang JT,Huang KC,Lai HS,et al. Oncologic results of laparoscopic versus conventional open surgery for stage II or III left-sided colon cancers:a randomized controlled trial. Ann Surg Oncol,2007,14(1):109-117.

[5] Akiyoshi T,Kuroyanagi H,Oya M,et al. Factors affecting difficulty of laparoscopic surgery for left-sided colon cancer. Surg Endosc,2010,24(11):2749-2754.

[6] 郑民华.腹腔镜左半结肠癌根治术.中国实用外科杂志,2011,31(9):858-860.

[7] Rho SY,Bae SU,Baek SJ,et al. Feasibility and safety of laparoscopic resection following stent insertion for obstructing left-sided colon cancer. J Korean Surg Soc,2013,85(6):290-295.

[8] Tung KL,Cheung HY,Ng LW,et al. Endo-laparoscopic approach versus conventional open surgery in the treatment of obstructing left-sided colon cancer:long-term follow-up of a randomized trial. Asian J Endosc Surg,2013,6(2):78-81.

[9] Yamamoto M,Okuda J,Tanaka K,et al. Evaluating the learning curve associated with laparoscopic left hemicolectomy for colon cancer. Am Surg,2013,79(4):366-371.

[10] Corcione F,Bracale U,Barra L,et al. Standardization of laparoscopic left hemicolectomy:a single-center experience of 484 cases. Minerva Chir,2013,68(5):513-521.

[11] Desiderio J,Trastulli S,Ricci F,et al. Laparoscopic versus open left colectomy in patients with sigmoid colon cancer:prospective cohort study with long-term follow-up. Int J Surg,2014,12(8):745-750.

[12] Gouvas N,Gogos-Pappas G,Tsimogiannis K,et al. Impact of splenic flexure mobilization on short-term outcomes after laparoscopicleft colectomy for colorectal cancer. Surg Laparosc Endosc Percutan Tech,2014,24(5):470-474.

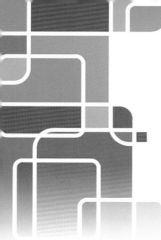

第十二章　腹腔镜横结肠癌完整结肠系膜切除术

横结肠癌行根治性手术时,根据肿瘤部位的不同,手术方式亦不相同。对于位于横结肠靠近肝曲处的肿瘤,往往行扩大的右半结肠癌根治手术,而对于靠近结肠脾曲的横结肠癌,则多行左半结肠癌根治手术。因此,真正意义上的横结肠癌根治术,多是针对位于横结肠中段的癌肿,其规范的操作往往需要游离结肠肝曲和结肠脾曲,清扫结肠中血管根部的淋巴结,并充分切除相应的肠管。虽然这一术式相对右半或左半结肠根治术较少,但对于结直肠外科医师而言仍需熟练地掌握并规范地操作。随着完整结肠系膜概念的提出,对于腹腔镜下横结肠癌根治手术的规范化、标准化实施也提出了更高的要求。

一、适应证和禁忌证

主要适用于横结肠中段的恶性肿瘤。禁忌证同腹腔镜右半和左半结肠癌完整结肠系膜切除术。

二、术前准备

同腹腔镜右半和左半结肠癌完整结肠系膜切除术。

三、患者体位、戳孔布置与术者站位

取仰卧位,双腿分开30°~45°,头高足低位15°~20°,并可根据手术需要而调节手术台倾斜方向和角度。

术者站位:分离右半胃结肠韧带和肝曲时,术者站于患者的左侧,分离左半胃结肠韧带和脾曲时,术者则站于患者的右侧,持腹腔镜者站于患者两腿间,另一助手站于手术者对侧。监视器、气腹和光源系统安置在患者头侧(图12-1)。

戳孔位置:通常需5个戳孔。脐孔下作为观察孔,置入30°腹腔镜。左侧锁骨中线肋下12cm作为主操作孔。右侧锁骨中线肋下、双侧髂前上棘及脐连线中点各5cm作辅助操作孔(见图10-2)。

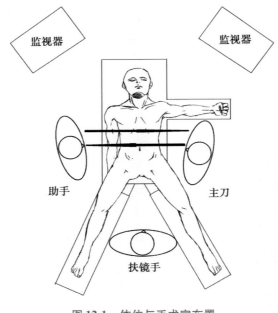

图 12-1　体位与手术室布置

四、手术步骤与操作

1. 气腹的建立　脐孔穿刺并建立气腹,维持腹内压在 15mmHg。按前述戳孔位置建立戳孔并放置套管。

2. 探查　按照由远及近的原则循序探查,最后探查病灶。一般探查顺序为同腹腔镜右半和左半结肠癌完整结肠系膜切除术。

3. 解剖并清扫外科干　在十二指肠水平段水平,贴于肠系膜上静脉的前方打开血管鞘,用分离钳轻轻地撑开并用超声刀切开向上分离,至 Henle 胃结肠共同干并将其骨骼化,同时清扫外科干周围的淋巴结,于静脉左侧,在肠系膜上动脉发出的右结肠动脉分支水平清除肠系膜上淋巴结,并向患者右侧和头侧初步拓展横结肠后间隙。注意保护十二指肠和胰腺。

4. 处理中结肠血管　继续沿肠系膜上动静脉向上解剖,暴露中结肠动静脉及其左右两分支,清扫中结肠血管根部的淋巴结,使用 Hem-o-lock 或可吸收夹钳夹其根部后剪断(图 12-2)。

5. 拓展右结肠后间隙、横结肠后间隙　从肠系膜上静脉右侧始,在一定张力的状态下,切开右结肠系膜后叶,进入 Toldt 筋膜和 Gerota 筋膜前层之间的右结肠后间隙进行分离,继续向上、向外剥离右半结肠,透过薄薄的纤维性膜确认后方的右侧精索/卵巢动静脉

98

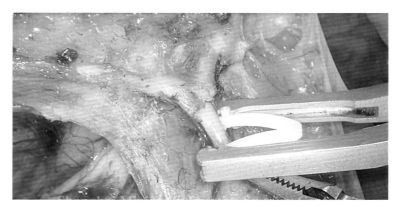

图 12-2　处理中结肠血管

和右侧输尿管及其走行之后，沿右侧生殖腺血管和输尿管表面的腹内筋膜浅层分离，上达十二指肠水平部和胰头前方，切除右 Toldt 筋膜、胰头十二指肠前筋膜，完整切去结肠系膜前后叶，一并清扫系膜内淋巴脂肪组织。此时，在处理胰头前方这一间隙时，需注意一个立体的"爬坡"过程，避免进入胰腺实质内，而 3D 腹腔镜在这一局部解剖中的三维立体视野具有重要优势，对胰腺的保护和 Henle 胃结肠干的解剖都具有重要意义（图 12-3）。

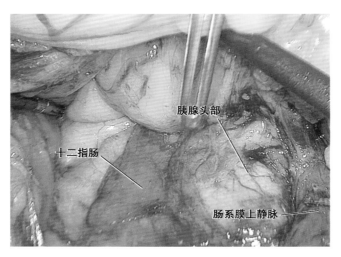

胰腺头部

十二指肠

肠系膜上静脉

图 12-3　拓展右结肠后间隙、横结肠后间隙

6. 离断右侧胃结肠韧带　使横结肠处于向下、向左的自然悬垂状态，从十二指肠球部开始，在十二指肠降部前面、幽门下区胃网膜血管弓内，沿胃大弯自左向右将右侧胃结肠韧带与横结肠系膜前叶紧密粘连处的横结肠系膜前叶分离、切断，右至肝结肠韧带水平，下至

胰腺下缘胰腺固有筋膜表面。应尽量靠近胃大弯分离右胃结肠韧带,同时清扫幽门下淋巴结群,并切断部分胃网膜右血管的分支。最后,在拟切断横结肠处分离、切开其上附着的大网膜。对于之前处理中结肠动静脉困难者,也可在此过程中操作,切开胃结肠韧带后,即进入大网膜和横结肠系膜之间的无血管筋膜间隙,该间隙位于中结肠静脉前,沿该血管表面向横结肠系膜根部胰腺下缘分离,显露肠系膜上静脉和 Henle 胃结肠共同干,于根部清扫周围淋巴脂肪组织后,用 Hem-o-lock 或钛夹分别夹闭中结肠血管根部(图 12-4)。在这一步骤中,3D 腹腔镜的立体视野,对于胃和横结肠的脏壁层筋膜间隙的寻找和层面的拓展亦具有重要作用。

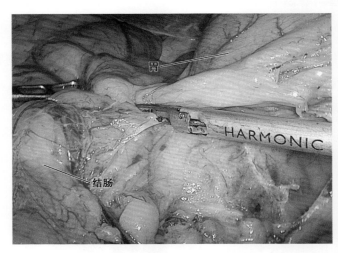

图 12-4　离断右胃结肠韧带

7. 游离结肠肝曲　向下牵拉结肠肝曲,显露肝结肠韧带和右膈结肠韧带,沿肝脏下缘、右 Gerota 筋膜表面,先后离断肝结肠韧带和右膈结肠韧带,游离结肠肝曲,完成右侧横结肠的游离(图 12-5)。

8. 分离右侧侧腹膜　将升结肠推向中线并向左侧牵引,沿右结肠旁沟、自升结肠至结肠肝曲离断升结肠外侧侧腹膜。

9. 拓展左结肠后间隙　此时术者换位至患者右侧。自肠系膜下静脉内侧打开左结肠系膜,进入左结肠后间隙,沿该无血管间隙,在左侧精索/卵巢血管和左输尿管表面,自内向外,剥离左 Toldt 筋膜,使之完整掀起,外至左结肠旁沟的后腹膜、胰腺下缘、结肠脾曲,并清扫系膜内淋巴脂肪组织。此处左结肠后间隙疏松,较易找到正确的外科平面,并清晰显示 Toldt 线(图 12-6)。正确进入此间隙并将该间隙完整拓展是保证降结肠上段和脾曲结肠系膜完整的要点。

10. 分离左侧胃结肠韧带　将患者体位调整为头高脚低位,助手向上方牵拉胃,同时术

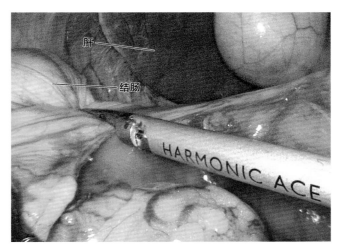

图 12-5　游离结肠肝曲

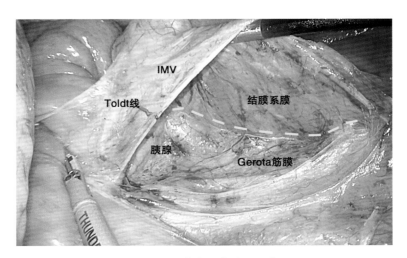

图 12-6　游离左半结肠系膜
IMV：肠系膜下静脉

者向下方牵拉横结肠,从胃网膜血管弓中部,沿胃网膜左动脉下缘,自右向左分离左胃结肠韧带(图 12-7)。

11. 分离膈结肠韧带和脾结肠韧带,游离结肠脾曲　将降结肠牵向右下方,牵拉时用力务必轻柔,避免撕裂脾下极包膜导致不得不行脾切除术,离断膈结肠韧带和脾结肠韧带,切断附着于胰腺体、尾部下缘的横结肠系膜根部,使左侧横结肠和降结肠上部游离(图 12-8)。

12. 分离左侧侧腹膜　将降结肠牵向右侧,顺势由上至下切开左结肠旁沟之侧腹膜,并与先前从内向外剥离的左结肠后间隙平面顺利"会师",将降结肠外侧从腹后壁游离(图 12-

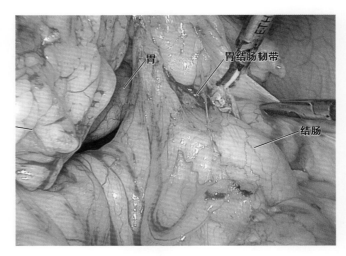

图 12-7 分离左胃结肠韧带

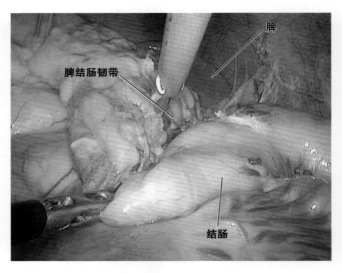

图 12-8 分离膈结肠韧带和脾结肠韧带

9),至此,左半横结肠、脾曲和降结肠完全游离。

13. 取出病变肠段 正中小切口 3 ~ 5cm,用塑料袋保护切口后取出已游离的病变肠段。

14. 切除吻合 在体外距肿瘤 10 ~ 15cm 切除肠段,并行肠管端-端吻合,或线形切割吻合器行侧-侧吻合。

15. 缝合戳口 吻合后肠段回纳腹腔,缝合小切口,重建气腹,检查腹腔内有无出血,冲洗腹腔,防止引流,取出套管,皮下缝合戳口。

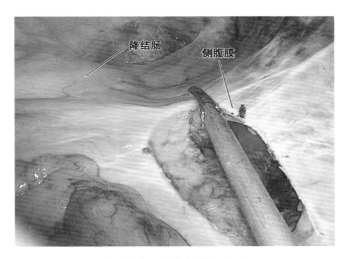

图 12-9　分离左侧侧腹膜

（郑民华　马君俊　杜晓辉）

参 考 文 献

［1］郑民华.普通外科腹腔镜手术操作规范与指南.北京:人民卫生出版社,2009.

［2］池畔,李国新,杜晓辉.腹腔镜结直肠肿瘤手术学.北京:人民卫生出版社,2013.

［3］张忠涛,杨盈赤.结肠癌完整结肠系膜切除术的技术要点.中华普通外科手术学杂志(电子版),2012,5
(6):126-131.

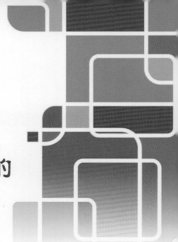

第十三章　基于完整结肠系膜切除术的结肠癌病理学评估

病理诊断对完整结肠系膜切除术(CME)术后治疗方案的选择和预后判断具有重要作用。准确的病理报告可为临床肿瘤医师提供重要信息,有经验的病理科医师可对外科手术质量进行客观评估。

以下结合美国国立综合癌症网络(National Comprehensive Cancer Network,NCCN)指南、美国病理学家协会(College of American Pathologists,CAP)指南,以及美国德克萨斯州立大学MD Anderson Cancer Center、美国俄亥俄州克利夫兰 Case Western Reserve University Medical Center 消化病理的诊断及取材标准,以及我国卫生部 2010 年版结直肠癌诊疗规范,介绍 CME 的病理评估内容。

CME 病理评估主要包括以下几点:

一、评估送检结肠癌手术标本的肠系膜完整性

结直肠癌诊疗规范(卫生部 2010 年版)规定,病理医师需要对手术标本进行系统检查,包括系膜的完整性、环周切缘是否有肿瘤侵犯,这是评价全直肠系膜切除手术效果的重要指标。笔者认为该诊疗规范的相关规定对于结肠癌同样适用。

据文献报道,送检的结肠癌手术标本一般可分为三种类型,不完全切除术、接近完全切除术和完整系膜切除。只有完整系膜切除且完整送检的手术标本才被视为成功的手术和满意的送检标本,在此基础上的病理评估和诊断报告才是准确的,对预后和治疗有指导意义。对于不完全切除术和接近完全切除术的手术标本或送检不完整的标本,一些指标无法进行病理评估。

参照评价全直肠系膜完整切除手术标准,笔者提出评估结肠系膜手术切除的参考标准如下:

1. 不完全切除术　手术切除标本仅有少量结肠系膜;手术切除标本在暴露了固有肌层;横结肠切除术后,环周切缘非常不规则。

2. 接近完全切除术　手术切除标本有中等量的结肠系膜;手术切除标本可见不规则的结肠系膜表面缺陷深度大于 5cm,但没有暴露固有肌层。

3. 完全切除术 手术切除标本具有完整的结肠系膜;手术切除标本的结肠系膜表面只有很小的不规则区域;手术切除标本的结肠系膜表面缺陷小于 5cm 的深度;横结肠切除术后,环周切缘非常规则。

二、肿瘤环周切缘大切片切缘的阴、阳性评估

依照 2016 年版 NCCN 要求,病理科医师应对结肠癌手术放射状(环周)切缘进行评估。需要注意的是,浆膜面并不是真正的外科切缘。环周切缘表示膜外软组织中最靠近肿瘤最深浸润处的地方,可相当于无浆膜间皮细胞层覆盖之结肠的任何一部分。在进行病理取材时,新鲜标本较易辨认出无腹膜覆盖的区域,但在甲醛固定后,标本变形,经验不足的病理科医师鉴别是否具有腹膜覆盖区会有一定的困难。因此,对于固定后送标本至病理科的外科医师来说,最好在手术标本上通过缝合或者夹子夹标记无腹膜覆盖的区域,以便病理科医师取材。按照 CAP 标准化取材规定,通常用黑色染料涂染环周切缘,蓝色涂染浆膜面。黑色染料更易于在显微镜下观察肿瘤是否侵犯至环周切缘。判断环周切缘阳性的标准为肿瘤距环周切缘≤1mm。环周切缘阳性结果可包括:原发肿瘤、癌结节、淋巴结癌转移、周围神经浸润、血管内癌栓等。所有无腹膜覆盖的结肠段都应该进行环周切缘评估。在我国现有的医疗环境和法治体制下,建议采用"肿瘤距环周切缘≤1mm"诊断语句,而不直接报切缘阳性,以避免不必要的医疗纠纷。

三、结肠癌全系膜切除术肿瘤组织大切片的取材和制片质量

直肠癌环周切缘浸润(circumferential margin involvement,CMI)的概念最早由英国 Quirke 教授等提出,研究发现 CMI 与患者术后局部复发和生存率有关。CMI 阳性患者局部复发率为 85%,而阴性者仅为 3%。因此,对于存在 CMI 的患者,均建议行正规的放疗或化疗,以降低肿瘤复发的可能性。在 2009 年,Quirke 教授又提出了 CME 的概念,在观察环周切缘时,结肠癌的解剖与直肠癌相似,采用横断面解剖来评估肠系膜的情况,可能的话,进行病理大组织切片取材更好。病理大组织切片能够直观、准确地观察肠癌术后环周切缘的情况。它是在保持病理标本完整的前提下,制作从肠黏膜至肠系膜组织的完整切片。经肠横断面切片,相距 0.3~0.5cm 取材,制作成大组织蜡块,可观察包括肿瘤、周围肠管及系膜完整情况的大切片。根据实际工作中的不同需要,这种大切片可制作为正常切片 2~6 倍大小。大组织切片可从不同切面观察整个病灶,全面了解病变的全貌及其切缘或周边病灶情况,准确鉴定肿瘤组织学类型、分化程度及浸润深度,从整体上观察肠癌转移灶在肠系膜内的位置及其与肿瘤原发灶和肠壁的关系,多个剖面大切片可观察到病变的连续生长动态信息,判断肿瘤侵犯的最深层次,显示肿瘤与邻近黏膜关系的组织,具有更充分的依据来分析病变的发生、

发展和评价病理分期。通过这种方法可以准确地观察手术切缘完整性,判断是否存在 CMI 并排除 CMI 假阳性。采用全层、多层次连续取材的大切片,在病理形态学诊断上是一项重要的手段和可靠的方法。

大切片的制作并不需要添加特殊设备,常规切片机器即可完成操作,简便易行,并可节省医师的诊断时间,基层医院亦可开展,值得推广。目前,病理组织大切片已在多种肿瘤的诊断、研究中应用。国外较广泛应用于肠癌和前列腺癌。

四、肿瘤的组织分化程度

有许多结直肠癌的分级系统已经提出,但尚没有被广泛接受的统一标准。大多数系统将肿瘤分成 3 或 4 级,如下:

1 级:高分化;

2 级:中分化;

3 级:低分化;

4 级:未分化。

组织学分级已被证明是一个独立的预后因素,高级别肿瘤与预后不良相关。

在大多数研究资料中,可采用如下 2 级分级方法:

低级别:高分化和中分化;

高级别:低分化和未分化。

研究发现,病理科医师在将肿瘤区分为高分化或者中分化时有较大差异,而在诊断高级别肿瘤时存在很小的差异。因此,鉴于其所证明的预后价值和可重复性,推荐对于大肠癌使用 2 级分级系统(即低级别和高级别)。基于单纯腺体形成的癌建议以下标准:

低级别:大于或等于 50% 腺体形成;

高级别:小于 50% 腺体形成。

五、肿瘤浸润深度(T)

肿瘤浸润深度是影响病理分期的重要指标。病理科医师应该准确报告肿瘤浸润的部位。不准确的病理分期可能会导致过治疗或者治疗不当。

六、检出淋巴结数目以及阳性淋巴结数目(N)

AJCC 和美国病理医师协会建议至少检出 12 枚淋巴结才能准确地判断 Ⅱ 期结直肠癌。对于 Ⅱ 期结肠癌,如果初始检查不能找到 12 枚淋巴结,病理科医师应该重新解剖标本,送检更多的疑似淋巴结的组织。如果最终仍找不够 12 枚淋巴结,应在报告中加注说明,表明已经尽力解剖淋巴结。已有证据表明,转移阴性的淋巴结数目是ⅢB期和ⅢC期结肠癌的独立预后因素。不同外科医师手术技术存在差异,同样道理,不同的病理科医师在取材技术方面存在差异。对于相同的肠癌标本,不同的病理科医师可能会检出不同数量的淋巴结,这与病理科医师个人的取材技巧、熟练程度、所掌握的知识以及经验判断有关。病理科医师应尽力检查尽量多的淋巴结。建议外科医师根据局部解剖体征和术中所见,分组送检淋巴结,有利于淋巴结引流区域的定位;在未接到手术医师分组送检医嘱或标记的情况下,病理科医师要对所有肉眼阴性的淋巴结取材,肉眼阳性的淋巴结可部分切取送检。

七、前哨淋巴结和由免疫组织化学(IHC)检出的微转移

前哨淋巴结(sentinellymphnode,SLN)的概念由Cabanas等于1977年在阴茎癌淋巴引流时首先提出。到1992年Morton等将此概念成功地应用于黑色素瘤。随之,GiuHano等应用染色剂定位法检测SLN,评价乳腺癌淋巴结状态。因为接受原发肿瘤淋巴流注的第一站淋巴结(SLN)最可能含有转移病灶,所以通过SLN检测来明确患者是否应该进行彻底的淋巴结清除术。但前哨淋巴结在结肠癌中的研究于2000年后才得到发展,其临床意义还存在争议。与恶性黑色素瘤和乳腺癌不同,结直肠癌SLN定位不是用来缩小淋巴结清除范围,而是集中检测SLN,提高患者病理分期的准确性。前哨淋巴结观点是指,肿瘤细胞发生转移是以原发肿瘤为起点,循淋巴管按一定顺序序贯转移,而最先接受淋巴引流的部位最有可能发生转移或微转移,并能准确地预测区域淋巴结状态。一些研究报道,前哨淋巴结定位是识别那些最可能藏匿转移的淋巴结,通过对代表性的淋巴结连续切片结合免疫组化技术,提高淋巴结微转移的检测。Mulsow实践表明,可上调20%～40%的患者由Ⅰ、Ⅱ期转至Ⅲ期,对结直肠癌的预后和辅助治疗具有重要临床意义。对切除的全部淋巴结进行连续切片是不切实际的。结直肠癌SLN定位技术有助于病理学者集中注意力在1～4个SLN进行多层微切片和免疫组织化学染色详细分析。结直肠癌SLN定位技术指导外科医师和组织病理学家找到最可能隐藏微转移的淋巴结。尽管欧美国家有些医院目前已将结直肠癌SLN检测的结果应用于临床,但在全球范围内的多数医院这一技术仍处于研究阶段,对其准确性、可靠性仍在继续进行多中心的前瞻性研究、大样本的随访资料分析,以取得共识。第七版AJCC癌症分期手册将小于0.2mm的肿瘤细胞簇视为孤立的肿瘤细胞,而非真正的转移性癌。然而,一些研究认为,通过IHC检出的单个肿瘤细胞应被视为微小转移。前哨淋巴结检查可能会在一定程度上降低淋巴结转移漏诊率,但该方法不能取代常规淋巴结病理检查。

八、近端、远端的切缘情况

病理报告中的近端、远端切缘应为临床送检肠标本的手术切缘断端。当手术医师将肠

标本两侧手术切缘单独送检时,这是真正的切缘,病理科医师应该据此报告,而不应该另取肠组织断端进行报告。当手术医师未单独送检肠断端时,病理科医师在取材时应该在取肿瘤组织之前首先环状切取两侧肠组织断端并放置包埋盒中,避免取材刀被肿瘤污染,进而影响显微镜下诊断结果。断端如果存在肿瘤浸润,应该明确报告。

九、脉管浸润

多变量分析已经证明静脉侵犯是一个独立的不良预后因素,尤其是肠壁外的静脉侵袭,是一种不利的预后指标,提高了肝转移发生的风险。壁内血管侵犯的意义仍不清楚,目前缺乏该问题的具体数据研究。此外,病理科医师经常难以区分毛细血管后微静脉和淋巴管,两者都是小的薄壁结构。因此,应该报告肿瘤是否侵袭小的薄壁脉管。还需要注意的问题是,在制片过程中的人工空隙假象与薄壁脉管的区别。此时可加做免疫组织化学染色,如CD31、CD34、D2-40等协助诊断,不能将人工空隙假象作为脉管癌栓报告,导致临床过度治疗。

十、周围神经侵犯(PNI)

周围神经浸润与预后严重不良相关。NCCN指出,无论是肿瘤特异性生存期,还是总体无病生存期,周围神经侵犯均是独立的预后因子。Ⅱ期肠癌患者,存在PNI的5年无病生存率明显低于无PNI的患者。因此,评价PNI应列为肠癌术后标本评估的重要内容。

十一、淋巴结外肿瘤种植(ENTD)

淋巴结外肿瘤种植(extra nodal tumor deposit,ENTD),即指沉积于结直肠周围脂肪组织内的远离原发肿瘤边缘的不规则实性肿瘤结节,没有残余淋巴结组织学证据,但分布于肿瘤的淋巴引流途径上。此时不应将其列为淋巴结转移,这些肿瘤种植灶与无病生存期和总生存期的缩短相关,因此在病理报告中应对其数目进行记录。

十二、肿瘤的pTNM分期

标准的病理报告应包括肿瘤的病理TNM分期。但只有在以上内容正确评估的基础上,才有可能做出准确的TNM分期。在TNM分期中,前缀"P"表示病理分期,"yp"表示接受过新辅助治疗后的病理分期。V和L亚分期表明是否存在血管和淋巴管浸润,而PN表示神经浸润。

pTNM分期:

原发肿瘤(T)

Tx:原发肿瘤无法评价

T0:无原发肿瘤证据

Tis:原位癌,局限于上皮内或侵犯黏膜固有层

T1:肿瘤侵犯黏膜下层

T2:肿瘤侵犯固有肌层

T3:肿瘤穿透固有肌层到达浆膜下层,或侵犯无腹膜覆盖的结直肠旁组织

T4a:肿瘤穿透腹膜脏层

T4b:肿瘤直接侵犯或粘连于其他器官或结构

区域淋巴结(N)

Nx:区域淋巴结无法评价

N0:无区域淋巴结转移

N1:有 1~3 枚区域淋巴结转移

　　N1a:有 1 枚区域淋巴结转移;

　　N1b:有 2~3 枚区域淋巴结转移;

　　N1c:浆膜下、肠系膜、无腹膜覆盖结肠/直肠周围组织内有肿瘤种植(tumor deposit,TD),无区域淋巴结转移。

　　N2:有 4 枚以上区域淋巴结转移

　　N2a:4~6 枚区域淋巴结转移;

　　N2b:7 枚及更多区域淋巴结转移。

远处转移(M)

M0:无远处转移

M1:有远处转移

　　M1a:远处转移局限于单个器官或部位(如肝,肺,卵巢,非区域淋巴结);

　　M1b:远处转移分布于一个以上的器官/部位或腹膜转移。

十三、分子病理学评估

传统的病理学主要以形态学观察为诊断依据,20 世纪 70 年代初,随着细胞生物学和分子生物学的发展,病理学形成了新的分支学科——分子病理学,其在蛋白质和核酸等生物大分子水平上,应用分子生物学理论技术及方法研究疾病的发生、发展过程,从而给传统病理学注入了生机。分子病理学是运用分子和遗传学方法对肿瘤进行诊断和分类,设计和验证对治疗反应和病情发展的预测性生物标志物,不同的基因构成造成的对肿瘤的个人易感性等。由于分子病理学的应用,使得人类深化了对疾病本质的认识,对肿瘤的诊断和治疗也取

得很大的进展。在肠癌中最常用的分子病理学检测如下，也是评估的重要内容之一。

1. KRAS 突变检测　　KARS 基因编码区第 2 外显子的 12 和 13 密码子突变预示肿瘤对靶向表皮生长因子（EGFR）的抗体无反应。检测标本可采用石蜡组织，可以是原发结直肠癌组织和（或）转移灶，文献报道 2 种标本的 KARS 突变情况相似。

2. BRAF 突变检测　　V600E BRAF 突变患者表现出预后更差的趋势。回顾性亚组分析显示，无论 V600E BRAF 是否存在突变，一线治疗使用抗表皮生长因子单抗联合有效的化疗方案都有可能获益。目前有限的研究数据提示，一线治疗后病情进展的患者，如果存在 V600E BRAF 突变，那么使用抗表皮生长因子单克隆抗体对肿瘤的疗效欠佳。检测标本可采用石蜡组织，一般通过 PCR 扩增和直接 DNA 测序方法来进行检测。近期新的免疫组织化学抗体已经上市，可使检测更加方便、经济。

3. 结直肠癌 MMR 蛋白和 MSI 检测分析　　结直肠癌（colorectal carcinoma，CRC）的发生是一系列复杂基因疾病的结果。基于基因不稳定性的不同表现方式，一般可以将 CRC 分成 3 组，其中约 15% 的 CRC 存在微卫星不稳定性（MSI），即通常由移码突变和碱基对替换所致的短串联重复核苷酸序列的改变。大多数 MSI 结直肠癌是二倍体，具有较好的总体生存期。就表观遗传学特征而言，约 1/3 的结直肠癌存在 CpG 岛甲基化表型（CIMP）。MSI 和 CIMP 在肿瘤中有重叠，约 60% 的 CIMP 肿瘤存在 MLH1 启动子的甲基化，从而导致 MSI。遗传学上异源基因的 CRC 分子分类对临床 CRC 个体化治疗具有重要影响。

与应用 PCR 测定 MSI 的方法相比较，IHC 分析更为方便和廉价。在一般情况下，应用免疫组织化学分析来解释 MMR 蛋白是很明确的。在整个肿瘤中，DNA 错配修复（MMR）蛋白的免疫染色可以是异质性的，特殊的病例可以有片状、弱的免疫反应，特别是 MLH1 和 MSH6 可能会遇到这样的问题。任何不确定的染色结果都应该使用不同的抗体重复检测，甚至重做。例如，当肿瘤中 MLH1 免疫表达缺失时，一个有效的方法是进行 BRAF 基因突变的检测。BRAF 基因突变的存在提示 MLH1 表达下调是基因启动子区域的体细胞甲基化而不是胚系突变所导致，因而能够排除 Lynch 综合征的可能性。如果没有检测到 BRAF 基因突变，标本应该进一步接受 MLH1 启动子高甲基化检测。

MSI 状态与患者的预后密切相关。有大量证据表明，II 期 CRC 患者 MMR 蛋白表达缺陷或 MSI-H 是预后较好的标志。MMR 缺陷对 II 期和 III 期结肠癌具有预测预后的价值。NCCN CRC 小组建议计划单独使用氟尿嘧啶进行辅助治疗的 II 期 CRC 患者需进行 MMR 基因测试。

鉴于 MSI 在 CRC 治疗和预后方面的显著影响，建议所有新诊断的 CRC 患者均应通过 MSI 测试或 IHC 分析筛查 MSI。

十四、更多的评估内容

详见附录中的美国病理学家协会原发性结直肠癌的规范化诊断报告。

（沈丹华　刘芳芳）

参 考 文 献

［1］ Washington MK, Berlin J, Branton P, et al. Protocol for the examination of specimens from patients with primary carcinoma of the Colon and rectum. Arch Pathol Lab Med,2009,133(10):1539-1551.

［2］ Quirke P, Durdey P, Dixon MF, et al. Local recurrence of rectal adenocarcinoma due to inadequate surgical resection. Histopathological study of lateral tumour spread and surgical excision. Lancet, 1986, 2 (8514): 996-999.

［3］ Mulsow J, Winter DC, O'Keane JC, et al. Sentinel lymph node mapping in colorectal cancer. Br J Surg,2003, 90(6):659-667.

［4］ Jass JR, O'Brien MJ, Riddell RH, et al. Recommendations for the reporting of surgically resected specimens of colorectal carcinoma. Hum Pathol,2007,38(4):537-545.

［5］ 刘芳芳,张艳桥,沈丹华,等. 结直肠癌 Lynch 综合征 MMR 蛋白和微卫星不稳定性检测分析. 中华病理学杂志,2014,43(9):577-580.

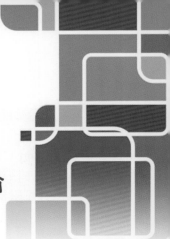

第十四章 完整结肠系膜切除术的疗效评价

完整结肠系膜切除术(CME)的手术质量控制体系包括术中和术后评估。手术按照操作要点进行,对关键质控点进行术中摄像,留存资料,术后未参与研究的医师进行第三方评估。以右半结肠切除为例,关键质控点包括:①正确的操作层面(脏层和壁层筋膜之间的潜在间隙);②游离十二指肠及胰头,充分暴露供应血管根部上一级血管(肠系膜上血管),并彻底清扫根部周围淋巴组织(胰头淋巴结、胃结肠干淋巴结、胃网膜右血管根部幽门下淋巴结、肠系膜上血管根部淋巴结);③根据供应血管(回结肠血管、右结肠血管、结肠中血管右支)血管弓走行,确定切除肠管范围;④整块切除结肠及系膜。术后新鲜标本也经未参与研究的医师进行手术标本评估,评判结肠脏层筋膜是否完整;并进行手术标本情况分级。同时即刻行高清晰数码摄像,包括标本自然状态及剖开状态前后及局部特写等,留存资料。

一、CME 手术增加了淋巴结清扫数目

在过去的 15 年中,有大量的研究证明淋巴结检出数目与预后相关。Swanson 等分析了美国国家癌症数据库 1985 年至 1991 年的 35 787 例 T3N0 期结肠癌患者,淋巴结检出 1~7 枚、8~12 枚、≥13 枚的患者 5 年生存率分别为 49.8%、56.2%、63.4%($P<0.0\,001$)。Le Voyer 等分析了淋巴结检出数目与预后的关系,648 例淋巴结阴性患者总生存率(OS)和肿瘤相关生存率(CSS)随着淋巴结检出数目的增多而提高,与淋巴结检出数目<10 枚的患者相比,大于 20 枚的患者 5 年总生存率提高 14%,肿瘤相关生存率提高 12%。Cserni 等对 T3N0M0 的患者进行分析,也发现随着淋巴结检出数目的增多,5 年总生存率和 10 年总生存率都升高。

对于病理诊断淋巴结转移阴性的患者,清扫淋巴结数目少可能造成假阴性;而对于病理诊断淋巴结阳性的患者,清扫淋巴结数目少,可能有遗留阳性淋巴结的风险。

Chen 等分析了美国 SEER(Surveillance, Epidemiology, and End Results)数据库中 82 896 例患者,发现 I~III 期患者生存率均随淋巴结检出数目增加而增加,与淋巴结数目检出 1~7 枚患者相比,检出 15 枚以上患者的死亡率降低 20.6%,多因素分析发现淋巴结数目>15 枚是 I~III 期结肠癌独立的预后因素。另外,Johnson 等发现IIIB、IIIC 期患者中肿瘤相关死亡

率随着阴性淋巴结检出数目的增加而减少,多因素分析发现阴性淋巴结检出数目是独立预后因素。因此,有学者认为淋巴结检出数目可能与手术范围和病理检查水平有关,足够的手术范围切除了淋巴结可能引流区域,消除了复发因素,同时手术质量和病理检查水平反映了结肠癌治疗的规范程度。

美国癌症联合委员会(American Joint Committee on Cancer,AJCC)和美国病理医师协会建议术后标本必须经过仔细检查,淋巴结检获数目至少 12 枚,如果检出数目少于 12 个,应该重新进行检查,仍然达不到 12 枚淋巴结,则在病理报告中写明。

2008 年,Bilimoria 等对美国 1296 家医院进行调查,以 75% 的患者淋巴结检出数目>12枚作为参考标准,超过 60% 的医院并没有达到这一标准。Nathan 等对此研究发现,淋巴结检出数目低于 12 枚与手术、肿瘤本身因素、病理科医师、医院水平均有关系。

CME 的主旨之一就是沿肿瘤区域淋巴结回流途径,彻底切除结肠系膜,以获得最多的淋巴结清扫数量。West 等比较 49 例接受 CME 的患者与 40 例接受其他术式的患者术后标本,切除标本结肠系膜切除面积大者结肠系膜完整切除率更高,淋巴结清扫数量更多(表 14-1,表 14-2)。随后 West 等对德国、丹麦、英国等 6 所医院行结肠癌手术切除的 263 例标本进行比较发现,行 CME 手术比例高的医院,标本中切除的结肠系膜面积大,切除淋巴结明显增多。2012 年,West 等对 CME 手术和 D3 手术切除标本的研究发现,CME 手术较 D3 手术清

表 14-1　CME 与非 CME 手术淋巴结检出数目的比较

| 作者 | 年份 | 淋巴结检出数目(中位数,枚) | | P 值 |
		CME(例数)	非 CME(例数)	
West	2010	30(49)	18(40)	<0.001
West	2010	28(93)	18(170)	<0.001
Bertelson	2011	27(105)	24(93)	0.0095
West	2012	32(136)	18(118)	<0.001
王杉等	2012	22(54)	18(38)	0.015

表 14-2　CME 组与非 CME 组系膜切除面积的比较

| 作者 | 年份 | 系膜切除面积(中位数,mm^2) | | P 值 |
		CME 组(例数)	非 CME 组(例数)	
West	2010	19 657(49)	11 829(40)	<0.001
West	2010	14 466(93)	8706(170)	<0.001
West	2012	17 957(136)	8309(118)	<0.001
王杉等	2012	13 104(71)	8099(79)	<0.001

扫淋巴结数量、切除系膜面积和切除肠管长度均明显增加。Eiholm 等对 11 例右半结肠癌患者进行病理检查发现,行 CME 较其他手术多切除的系膜中可以发现更多的淋巴结,甚至包括转移阳性淋巴结,提示 CME 可以增加清扫淋巴结的数量。

国内有研究指出,CME 手术较非 CME 手术清扫区域淋巴结的数量明显增加(23.3 ± 8.3 vs. 17.7 ± 7.0,$P<0.001$),特别是 II、III 期患者。同时 CME 手术切除系膜的面积亦显著增加 [(8099 ± 3055.1) mm^2 vs. ($13\,104\pm4492.1$) mm^2,$P<0.001$],这在很大程度上得益于中央结扎血管距肠壁的距离较大。CME 较非 CME 手术切除肠管长度只有在右半结肠明显增加,并且指出右半结肠系膜的面积可能与体重、体重指数、体表面积相关。

二、CME 改善预后,降低局部复发率

目前,CME 与结肠癌患者预后的研究尚少。West 等对 1997—2002 年根治手术切除的结肠癌标本进行研究,发现切除效果不同的结肠癌患者预后不同,接受完 CME 的患者 5 年总存活率明显增高,特别是 III 期结肠癌患者效果更明显。Hohenberger 等通过对接受 R0 切除的 1329 例结肠癌患者进行历史对照研究发现,开展 CME 手术以来,患者的 5 年局部复发率由 6.5% 下降至 3.6%,同时至少提高了 18% 的 5 年癌症相关存活率。Pramateftakis 等对 115 例接受 CME 的右半结肠切除患者的研究发现,5 年存活率可达 72.4%(55/76),与其他报道的大样本非 CME 结肠癌患者相比有所改善。然而最新的一项研究则得出相反的结论,Perdawid 等对 9149 例接受择期根治手术的结肠癌病例资料进行历史对照研究,发现开展 CME 手术后患者的 5 年总生存率并没有明显改善。北京大学人民医院通过对 150 例结肠癌患者 2~29 个月的随访后发现,CME 手术可以改善无局部复发生存率(100% vs. 93.5%,$P=0.035$),而总生存率、无病生存率、无远处转移生存率两组间差异无统计学意义,这可能与随访时间较短有关。

Storli 等对 I~II 期结肠癌患者进行对比分析,CME 组患者 89 例,均进行了根部血管中央结扎,非 CME 组 105 例,前者 3 年 OS 为 88.1%、DFS 为 82.1,后者 3 年 OS 为 79.0%、DFS 为 74.3%,差异均有统计学意义。

最新的一项研究对行择期手术的 I~III 期结肠癌患者数据进行了回顾性分析。364 例患者接受了 CME 手术,1031 例患者进行了传统手术,对比所有入组患者,CME 手术组 4 年无病生存率显著高于传统手术组(85.8% vs. 75.9%,$P=0.001$)。CME 手术能够降低 I、II 和 III 期结肠癌患者局部复发率,提高无病生存率。各分期患者对比见表 14-3。

但是有学者对此提出质疑。CME 手术可以提高淋巴结检出数目,更准确地分期,但是淋巴结检出数目与结肠癌的预后受很多临床因素的影响(表 14-4),而不能得出直接的因果关系。此外有学者认为 CME 手术范围较大,可能导致重要脏器、血管以及自主神经的损伤,

会给患者带来损害。据此,质疑者认为在 CME 作为结肠癌标准手术方式之前建议先行随机对照试验。

表 14-3　CME 手术与传统手术 4 年生存率比较

分期	CME 手术组	传统手术组
Ⅰ 期	100%	89.8%
Ⅱ 期	91.9%	77.9%
Ⅲ 期	73.5%	67.5%

表 14-4　临床病理因素与淋巴结检出数目的关系

混杂因素	内容	淋巴结检出数目
患者因素	年龄(↑)、社会经济条件(↓)、有色人种	降低
	性别、体重指数(BMI)	未知
肿瘤相关因素	肿瘤直径、T 分期、淋巴结转移数目、微卫星不稳定(↑)	增加
	分化程度(↑)	降低
	黏液腺癌、神经脉管浸润	未知
手术相关因素	开腹 vs. 腹腔镜	未知
	结直肠医师、医师培训时间(↑)	增加
医疗机构	医疗中心规模、教学医院、研究机构、结肠癌手术经验	增加
病理检查因素	脂肪清除术、体外示踪技术、病理科医师兴趣、取材规范化流程	增加

Kanemitsu 等前瞻性研究了 1188 例乙状结肠和直肠癌患者,均进行肠系膜下动脉高位结扎,其中 20 例(1.7%)患者存在中央淋巴结转移,5 年、10 年生存率分别为 40%、21%,99 例患者出现中间淋巴结转移,5 年、10 年生存率分别为 50%、35%。T1 期患者都没有出现中央淋巴结转移,随着浸润深度的增加,中央淋巴结转移率增加。作者认为乙状结肠癌和直肠癌进行肠系膜下动脉根部结扎是安全的,并且对患者预后具有重要意义。

但是在 CME 提出之后尚没有前瞻性对照试验研究淋巴结清扫范围对结肠癌患者预后的影响。

三、CME 并不增加手术风险,安全性良好

有学者认为 CME 手术进行中央血管淋巴结彻底清扫,是扩大的根治性手术,可能有损伤重要血管、神经和脏器,特别是胰腺的风险,因此 CME 手术的安全性有待进一步探讨。但是,中国、德国、日本进行的 CME 手术相关研究证实 CME 是安全的,即便是对高龄结肠癌

患者。

　　Hohenberger 等的数据资料显示,接受 CME 的患者术后手术相关并发症发生率为 19.7%(283/1438)。随后,Pramateftakis 等报道的 CME 术后手术相关并发症发生率为 13.9%(16/115)。本组 CME 病例术后并发症总发生率为 26.8%(19/71),手术相关并发症发生率为 19.7%(14/71),与上述报道基本一致。北京大学人民医院的研究显示,与对照组相比,CME 手术的手术时间、术中出血量、手术主要并发症、排气时间、排便时间、引流拔除时间、恢复进食时间、术后 3 天引流量、住院死亡人数、住院时间、住院费用等无统计学差异,但术中出血量显著减少(中位数出血量:100ml vs. 150ml,$P=0.001$)。这可能与术中沿解剖潜在间隙操作,层次更清楚,系膜分支血管离断概率更小有关。需注意的是,在我们最初开展 CME 的时期,有 4 例右半结肠癌患者接受 CME 手术后出现乳糜漏,可能与在行中央血管暴露、清扫中央淋巴结过程中淋巴管离断有关。故在进行十二指肠、胰头游离,打开大网膜囊后清除中央淋巴结过程中,应严密结扎,预防淋巴漏。

　　目前,老年人已成为结肠癌治疗的主要对象。临床流行病学资料显示,结直肠癌患者中年龄≥60 岁的占 50% 以上,≥75 岁 CRC 患者占总数的 38% 以上。正常人群中,年龄>40 岁者结直肠癌发生的危险性明显增加,每增加 10 岁其危险性增加 2 倍。结直肠癌的发生与年龄有密切关系,年龄每增加 1 岁,患结直肠癌的概率上升 2.2%;年龄≥70 岁的患者结肠癌发生率明显升高,更有报道年龄≥80 岁,近端结肠癌的发生率达 30%~55%。

　　"高龄"的定义目前尚存争议,不同的研究标准不同,其年龄范围包括 65 岁至 80 岁以上。但国内外绝大多数安全性临床研究以 70~75 岁作为界点。

　　以往对 Ⅰ~Ⅲ期高龄结肠癌患者根治手术安全性的研究较多,越来越多的学者认为,尽管高龄 CRC 患者术后并发症发生率较年轻者升高,但多因素分析证实这多与术前患者已并存相关疾病有关。单纯就手术因素而言,术后并发症的发生率在各年龄组无明显差异。研究亦显示,接受根治手术的高龄患者术后生存率、手术死亡率、癌症相关性生存率与年轻患者无明显差异,因此目前认为,行择期手术的高龄结直肠癌患者手术指征应当与年轻患者相同。

　　北京大学人民医院将接受 CME 手术的 71 例分为高龄组(≥70 岁)和非高龄组(<70 岁),结果发现与非高龄组相比,高龄结肠癌患者接受 CME 手术,可以达到和非高龄患者同样的切除效果,切除系膜面积[(13 049±4332.0)mm² vs. (13 163±4724.8)mm²,$P=0.916$]、中央结扎血管距肠壁距离[(95±21.9)mm vs. (98±20.1)mm,$P=0.516$]、中央结扎血管距肿瘤距离[(130±24.7)mm vs. (128±25.3)mm,$P=0.731$]均无明显差异($P>0.05$),并且手术时间、术中出血量、手术主要并发症、排气时间、排便时间、引流拔除时间、恢复进食时间、术后 3 天引流量、住院死亡人数等安全性指标均无统计学差异($P>0.05$)。但高龄患者住院时间、住院费用明显增加（*P*<0.05），这可能与老年患者合并症多、术前检查项目较多、术后在重症监护室时间长有关。

四、CME 手术标本质量分级更高

围术期死亡率、并发症、局部复发率、5 年生存率等都是手术质量评估的指标，但是获得这些指标需要足够样本量和长期随访。外科医师需要快速有效的方法评价手术质量，由手术组医师之外的病理科医师进行术后标本检查，不仅能够在术后及时准确地进行检查，并且能保证客观性，同时能够在短时间内反馈给手术医师，从而更有利于对患者术后短期和长期治疗。手术标本质量评估最早应用于前瞻性随机对照试验"MRC-CLASSIC"研究中，Nagtegaal 和 Quirke 提出了 TME 手术的标本质量评估体系，该体系按照系膜完整程度将 TME 术后大体标本质量分为 3 级（表 14-5）。

表 14-5 直肠癌大体标本分级

评级	评价	分 级 标 准
3	完整	高质量的标本，直肠系膜完整、脏层筋膜表面未见超过 5mm 的缺损，肠壁肌层未暴露
2	近完整	较好的标本，直肠系膜完整、脏层筋膜表面存在超过 5mm 的缺损，肠壁肌层未暴露，系膜下切缘足够
1	不完整	较差的标本，直肠系膜不完整、脏层筋膜表面存在超过 5mm 的缺损并可见肠壁肌层

Nagtegaal 等对 180 例 TME 术后大体标本进行质量评估和病理检查，随访时间至少 36 个月，结果显示只有 57% 的标本达到了完整切除，有 24% 的患者切除标本不完整，而不完整标本的 CRM 阳性率高于完整组（44% vs. 27%）；在 CRM 阴性患者中，标本质量分级为 2 ~ 3 级的患者其总复发率（15%）低于标本质量分级为 1 级的患者（29%），而总生存率分别为 91%、77%，有统计学差异。2009 年 Quirke 等将两项前瞻性临床试验 MRC-CR07 和 NCIC-CTG CO16 中的数据进行分析，发现系膜层面切除患者 3 年局部复发率（4%）明显低于系膜内平面（7%）、固有肌层平面（13%）。因此，直肠癌标本质量不仅是评估手术质量的指标，同时也是预测术后局部复发率的重要因素。

MRC-CLASSIC 试验对结肠癌手术标本质量进行了评估，并逐渐发展完善，不只强调脏层筋膜的完整性，而且在直肠癌手术标本质量评估标准基础上将血管中央结扎纳入了结肠癌手术标本的质量评估体系。结肠癌术后大体标本质量分为 4 级：肌层切除、系膜内切除、系膜层面切除、系膜切除联合中央结扎。结肠癌 CME 手术强调脏壁层筋膜之间的锐性分离，保证筋膜的完整性。West 教授对比分析了 49 例 CME 手术标本和 40 例非 CME 手术标本，前者系膜层面切除标本明显多于后者（92% vs. 40%，*P*<0.0001）。Kobayashi 教授对比

英国结肠癌手术、德国 CM 手术、日本 D3 手术结肠癌术后标本,三者系膜切除比例分别为 47.4%、88.5%、71.7%(图 14-1)。虽然 CME 手术与 D3 手术中央结扎比例近似,但是 CME 手术系膜层面切除比例最高。

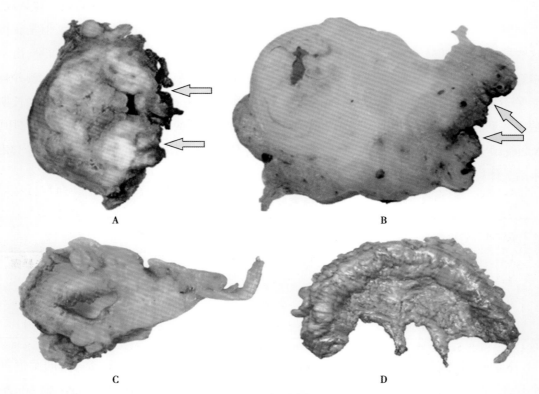

图 14-1　结肠癌术后标本质量分级

A. 肌层切除;B. 系膜内切除;C. 系膜层面切除;D. 系膜层面切除联合中央血管高位结扎

引自 West NP,Morris EJ,Rotimi O,et al. Pathology grading of colon cancer surgical resection and its association with survival;a retrospective observational study. Lancet Oncol,2008,9(9);857-865.

CME 手术后大体标本质量达到系膜切除比例较高,并不意味着 CME 仅仅代表精细化外科操作技术,系膜层面手术切除同样能够为结肠癌患者带来生存获益。West 教授观察到与肌层内层面手术切除标本相比,系膜层面手术切除标本能够将 5 年生存率提高 15%[$HR = 0.57(0.38 \sim 0.85)$,$P = 0.006$]。

长期以来,外科医师认为结肠癌手术操作较直肠癌简单,结肠癌手术方面的研究主要集中在腹腔镜技术,而忽视了结肠癌手术的质量。但是目前结肠癌根治术后只有近 1/3 的标本能够达到系膜层面切除,2008 年 West 教授对 399 例结肠癌患者标本进行评估,系膜切除比例仅占 32%(127/399),系膜内切除比例占 44%(177/399),肌层切除比例高达 24%(95/399)。由此可见,结肠癌手术质量并未达到外科医师所期望的程度。

因此,国内外专家开始呼吁外科医师注重结肠癌手术质量和术后标本质量。开展结肠癌手术标本质量的评估不仅是为了实现手术技术的精细化和规范化,而且能够改善结肠癌患者的预后。

(姜可伟 崔艳成)

参 考 文 献

［1］ Swanson RS,Compton CC,Stewart AK,et al. The Prognosis of T3N0 Colon Cancer Is Dependent on the Number of Lymph Nodes Examined. Ann Surg Oncol,2003,10(1):65-71.

［2］ Le Voyer TE,Sigurdson ER,Hanlon AL,et al. Colon cancer survival is associated with increasing number of lymph nodes analyzed:a secondary survey of intergroup trial INT-0089. J Clin Oncol,2003,21(15):2912-2919.

［3］ Cserni GB,Vinh-Hung V,Burzykowski T. Is there a minimum number of lymph nodes that should be histologically assessed for a reliable nodal staging of T3N0M0 colorectal carcinomas?. J Surg Oncol,2002,81(2):63-69.

［4］ Compton CC,Fielding LP,Burgart LJ,et al. Prognostic factors in colorectal cancer. College of American Pathologists Consensus Statement 1999. Arch Pathol Lab Med,2000,124(7):979-994.

［5］ Bilimoria KY,Bentrem DJ,Stewart AK,et al. Lymph Node Evaluation as a Colon Cancer Quality Measure:A National Hospital Report Card. JNCI,2008,100(18):1310-1317.

［6］ Nathan H,Shore AD,Anders RA,et al. Variation in Lymph Node Assessment After Colon Cancer Resection:Patient,Surgeon,Pathologist,or Hospital?. J Gastroint Surgery,2011,15(3):471-479.

［7］ West NP,Hohenberger W,Weber K,et al. Complete Mesocolic Excision With Central Vascular Ligation Produces an Oncologically Superior Specimen Compared With Standard Surgery for Carcinoma of the Colon. J Clin Oncol,2010,28(2):272-278.

［8］ West NP,Sutton KM,Ingeholm P,et al. Improving the Quality of Colon Cancer Surgery Through a Surgical Education Program. Diseas Colon & Rectum,2010,53(12):1594-1603.

［9］ West NP,Kobayashi H,Takahashi K,et al. Understanding Optimal Colonic Cancer Surgery:Comparison of Japanese D3 Resection and European CompleteMesocolic Excision With Central Vascular Ligation. J Clin Oncol,2012,30(15):1763-1769.

［10］ Eiholm S,Ovesen H. Total mesocolic excision versus traditional resection in right-sided colon cancer - method and increased lymph node harvest. Dan Med Bull,2010,57(12):A4224.

［11］ 高志冬,叶颖江,王杉,等. 完整结肠系膜切除术与传统根治术治疗结肠癌的对比研究. 中华胃肠外科杂志,2012,15(1):19-23.

［12］ Hohenberger W,Weber K,Matzel K,et al. Standardized surgery for colonic cancer:complete mesocolic excision and central ligation - technical notes and outcome. Colorect Diseas,2009,11(4):354-364.

［13］ Storli KE,Søndenaa K,Furnes B,et al. Short term results of complete（D3）vs. standard（D2）mesenteric excision in colon cancer shows improved outcome of complete mesenteric excision in patients with TNM stages I-II. Techniques Coloproctol,2014,18（6）:557-564.

［14］ Bertelsen CA,Bols B,Ingeholm P,et al. Lymph Node Metastases in the Gastrocolic Ligament in Patients With Colon Cancer. Diseas Colon & Rectum,2014,57（7）:839-845.

［15］ Willaert W. Extent of surgery in cancer of the colon: Is more better?. World J Gastroenterol, 2015, 21（1）:132.

［16］ Kanemitsu Y,Hirai T,Komori K,et al. Survival benefit of high ligation of the inferior mesenteric artery in sigmoid colon or rectal cancer surgery. Br J Surg,2006,93（5）:609-615.

［17］ Faivre J,Lemmens VE,Quipourt V,et al. Management and survival of colorectal cancer in the elderly in population-based studies. Eur J Cancer,2007,43（15）:2279-2284.

［18］ Smith JJ,Lee J,Burke C,et al. Major colorectal cancer resection should not be denied to the elderly. Eur J Surg Oncol,2002,28（6）:661-666.

［19］ Barrier A,Ferro L,Houry S,et al. Rectal cancer surgery in patients more than 80 years of age. Am J Surg, 2003,185（1）:54-57.

［20］ Capra F,Scintu F,Zorcolo L,et al. Surgical treatment for colorectal cancer in patients over 80 years. Short and long term results. Minerva Chir,2003,58（4）:515-522.

［21］ Nagtegaal ID. Macroscopic Evaluation of Rectal Cancer Resection Specimen:Clinical Significance of the Pathologist in Quality Control. J Clinic Oncol,2002,20（7）:1729-1734.

［22］ Kobayashi H, West NP, Takahashi K, et al. Quality of Surgery for Stage III Colon Cancer: Comparison Between England,Germany,and Japan. Ann Surgic Oncol,2014,21（3）:398-404.

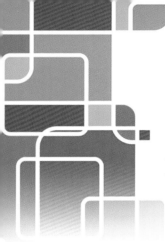

第十五章 完整结肠系膜切除术与结肠D3淋巴结清扫术

在本章的论述之前,我们应该明确"完整结肠系膜切除术"与"结肠D3手术"是两种不同的手术方式还是一种手术的两个名称? 两者之间是否存在本质的区别? 回答这样的问题,我们必须简单地回顾相关解剖,并了解其发展历史。

在我们详细探讨这两种理念的历史和现状之前,应该对结肠癌的胚胎发育和解剖有清晰的理解和掌握(见本书的第三章和第四章)。简而言之,结肠及其系膜被脏层筋膜和壁层筋膜所覆盖,也称为结肠系膜前叶和结肠系膜后叶。对于腹腔内位结肠,如横结肠和某些游离的乙状结肠,它们完全游离于腹腔内,系膜的前后两叶均已腹膜化;而对于腹腔间位结肠(升结肠和降结肠),系膜前叶腹膜化,后叶则与深部的Toldt筋膜相毗邻。这两层筋膜之间所包含的是结肠系膜和供应结肠的血管、神经以及淋巴管。分布在结肠旁的淋巴结称之为肠旁淋巴结(第一站淋巴结,N1);位于饲养血管根部的淋巴结称为中央淋巴结(第三站淋巴结或主淋巴结,N3),比如肠系膜下动脉从主动脉起始部的淋巴结,回结肠血管源于肠系膜上血管处的淋巴结等;沿饲养血管行程中分布的淋巴结,位于第一站和第三站之间,称为中间淋巴结(第二站淋巴结,N2)。在结肠癌外科手术中,除切除适当长度的病变肠管之外,还需清扫相应的淋巴结。清除肠旁淋巴结(第一站)、清除第一站和第二站淋巴结、清除全部区域(包含第一站、第二站、第三站)淋巴结的手术分别称为D1手术、D2手术和D3手术。

早在1976年日本的大肠癌研究会(Japanese Society of Cancer for Colon and Rectum,JSC-CR)已经在其大肠癌治疗规约中提出了结肠癌D3淋巴结清扫术(D3 dissection,D3 lymphadenectomy,以下简称D3清扫术)(JSCCR 1977)。完整结肠系膜切除术(complete mesocolic excision,CME)这一概念的提出,应该源于德国的Hohenberger在2009年发表的一篇文章,他的观点和提法基本代表了西方国家结肠癌外科手术治疗理念的转变。结肠癌D3淋巴结清扫术早年由日本大肠癌研究会提出后,一直成为日本大肠癌治疗的规范,该提法基本代表了日本和其他东亚国家在结肠癌治疗领域的外科手术理念。D3淋巴结清扫术和CME两种提法分别源于东、西方,在具体操作上存在许多相同之处,只是术者的理解、操作,以及经验的总结和理论的升华可能存在差异。

2010年的大肠癌治疗规约指出,术中淋巴结的清扫范围由术前临床诊断或者术中发现的情况而定。根据术前和术中诊断发现且怀疑淋巴结转移或者考虑肿瘤浸润深度达到或超过固有肌层时,都应该进行 D3 淋巴结清扫。我国卫生部医政司在 2010 年制定的《结直肠癌诊疗规范》中也指出,进展期结肠癌应该接受 D3 根治术。中央组淋巴结的清扫范围包括动脉的起始部及其周围的淋巴结。由于肠系膜上动脉位于相应静脉的左侧,所以,清扫 N3 淋巴结必须解剖剔除肠系膜上静脉表面的淋巴脂肪组织。在结肠系膜的认识方面,将右半结肠系膜分为前叶和后叶,其间为结肠的饲养血管和淋巴脂肪组织,这些都应该在肿瘤根治手术的切除范围之内。

Hohenberger 认为直肠癌的 TME(total mesorectal excision)原则强调了解剖平面下的直肠及其系膜的完整切除,提高了手术疗效,体现在局部复发率的降低和远期生存时间的延长。之所以能达到如此效果,是因为按照胚胎学和解剖学的理论进行完整系膜切除,可以完整地清除肿瘤的供应血管、转移的淋巴结。因此,他一直沿用 TME 的理念进行结肠的全系膜切除,注重病变肠管及其相应系膜的解剖性完整切除(enveloping resection),同时进行滋养血管的中央部位结扎和离断(central vascular ligation,CVL)(图 15-1)。最后在二十多年的实践经验总结中发现,如此实施结肠癌手术可以显著地提高结肠癌的手术治疗效果,患者的 5 年存活率由 82.1% 提高至 89.1%。Hohenberger 的报道中描述了不同部位结肠癌的系膜解剖范围、淋巴清扫程度以及血管的结扎断离位置。

但是 Hohenberger 在最初的文献中并没有对系膜完整切除的解剖标识进行描述,而随后的倡导者对该原则进行了更深入的基础研究和临床实践,包括英国的 West、中国的叶颖江和李国新等。他们明确地提出:结肠的系膜为前后两层筋膜,这两层筋膜像信封一样包绕着系

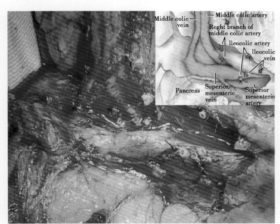 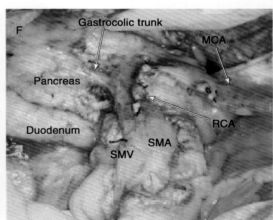

图 15-1 CME 手术所强调的完整系膜切除和血管的中央结扎

Gastocolic trunk:胃结肠干;Pancreas:胰腺;Duodenum:十二指肠;MCA:中结肠动脉;RCA:右结肠动脉;SMA:肠系膜上动脉;SMV:肠系膜上静脉

引自 Hohenberger W,Weber K,Matzel K,et al. Standardized surgery for colonic cancer:complete mesocolic exci-sion and central ligation-technical notes and outcome. Color Dis,2009,11(4):354-356.

膜结构。壁层筋膜和后腹膜（比如肾周的 Gerota 筋膜）之间存在潜在的间隙，也称为 Toldt 间隙。沿此间隙进行锐性解剖可以完整地切除前后层系膜所包绕的淋巴、血管和神经组织。再加上中央血管的结扎，这就清扫了血管根部淋巴结。这也界定了系膜切除范围和淋巴清扫程度。

在 CME 概念提出数年之后的今天，我们对于这一手术原则的理解应该落实在两个方面。其一，关于中央组淋巴结的清扫。对于右半结肠切除，只有完全剔除肠系膜上静脉表面的淋巴脂肪组织，才可能显露位于左侧的肠系膜上动脉及其各个分支，才能做到完全意义上的饲养血管的根部结扎，即 D3 清扫和中央结扎（central ligation）。对于左半结肠切除，肠系膜下动脉的解剖应该追溯至位于主动脉的起始部，但在分离过程中不必清晰地显露主动脉外膜，否则说明主动脉表面的自主神经已经被剥离。其二，关于完整系膜切除。我们不难理解升结肠、横结肠和降结肠系膜的解剖，其中横结肠为腹腔内器官，其系膜的前后叶均较游离，解剖辨认不存在困难。升结肠和降结肠为间位器官，其系膜前叶的辨识较为容易，后叶与肾周的 Gerota 筋膜结合紧密，需要沿 Toldt 间隙进行解剖游离。但是对于系膜根部的解剖却少有明确定义，以右半结肠切除为例，升结肠系膜根部位于肠系膜上血管表面，右 1/2 横结肠系膜根部位于胰腺颈体部的表面和下缘。因此，剔除肠系膜上血管表面淋巴脂肪组织，完全显露胰腺头部，才能说明进行了完整的升结肠系膜切除；剔除结肠中血管根部淋巴脂肪组织，完全显露胰腺颈部和体部下缘，才能说明进行了完整的横结肠系膜切除。所以，病变肠管及其系膜切除后术野的显露可以反映 CME 手术的质量（图 15-2）。

由上可以看出，以日本为代表的东方学界对结肠癌根治术的重点在于中央淋巴结清扫，强调不同部位的肿瘤需进行不同血管根部的解剖性清扫。日本学者的研究还发现，中央淋巴结转移患者的预后较肠周和中间淋巴结转移者差。所以，日本的大肠癌规约不但关注阳

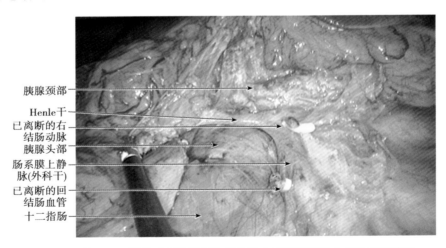

图 15-2　按 CME 原则对盲肠癌实施根治性右半结肠切除之后的术野情况

性淋巴结的数目,而且根据阳性淋巴结的部位进行 N 分期。欧洲学者认为手术重点在于系膜的完整切除,强调不同部位肿瘤需实施相应肠管及系膜的胚胎平面的解剖性手术。欧美学者认为,AJCC 分期系统中对淋巴结状况的评价,主要在于淋巴结获取的总数以及其中阳性淋巴结的数目,而不重视淋巴结的部位。

West 将一家欧洲中心和两家日本中心的 D3 清扫和 CME 手术进行对比后发现,东西方在切除标本的形态(包括体积、肠管长度)、淋巴结获取数量等方面差异甚大,主要的原因可能是患者的体形、BMI、肠管切除原则等方面存在差异。在中央结扎血管处与肠管或肿瘤之间距离、系膜解剖平面等方面没有发现区别,所以,两组的总淋巴结获取率相差较多,但阳性淋巴结获取率却相似。

现在越来越多的外科医师按照完整系膜切除的原则实施结肠癌手术,D3 淋巴结清扫和 CME 虽然在名称上有差异,但是在具体实施过程中存在更多的相似之处。以升结肠癌的根治性右半结肠切除术为例,在进行 D3 根治术时应该剔除肠系膜上静脉(SMV)表面的淋巴脂肪组织,这样才能显露位于静脉左侧的肠系膜上动脉发出回结肠动脉、右结肠动脉以及结肠中动脉右支的起始部,才能做到从根部断离饲养血管。所以,在 SMV 右侧断离右半结肠的饲养血管只能称为 D2 根治术,而完全显露 SMV 的外科干并在其左侧断离右半结肠的饲养血管才能达到 D3 根治。Kanemitsu 总结了 1990—2003 年的病例,可以看出日本医师早在 CME 概念提出之前即按照中央结扎的原则实施手术;而德国的 Hohenberger 在 2009 年提出 CME 概念也是源于他二十余年的临床经验。

由此看出,虽然东西方关于 D3 清扫和 CME 定义的描述不尽相同,但是从操作范围、解剖层次而言存在诸多相同之处,我们没有必要去区分 D3 清扫和 CME 的字面差异,而应该注意到它们内涵的共同之处。分析国内外近年文献,无论是开放还是腔镜手术,大家的关注点不在于两者的区别,而在于中央组清扫和结肠系膜的完整切除。但是从解剖角度和手术操作的命名而言,如需完成病变肠管及相应系膜的整体切除,并且做到血管根部周围淋巴结(中央淋巴结)的清扫,以完整结肠系膜切除术(CME)来命名更符合理论和实践的结合过程。

关于病变肠管切除范围,东西方之间也一直存在差异。切除肠管的距离主要还是根据肿瘤在肠周淋巴管中的侵犯长度而定,而非肠壁中的直接浸润或黏膜下淋巴网中的播散。淋巴的回流沿着动脉走行向近心端方向,对于有明确饲养血管的肿瘤,日本大肠癌治疗规约认为肠管的切除长度超过饲养血管方向 5cm,相反方向的肠管切除 10cm 即可。日本学者的研究发现,仅 1% ~ 4% 的右半结肠肿瘤可能沿肠管的播散超过 10cm,而左半结肠肿瘤却没有。所以,日本将肠管切除范围定为 10cm。

近期的一篇文献显示,经过欧美和日本和韩国专家讨论后形成的专家意见认为,现在的

CME 概念应该是基于 Hohenberger 提出的理论基础,实际包含三方面的内容:其一,完整切除结肠系膜的前后叶,这样才能彻底切除系膜中的淋巴结、血管和神经组织;其二,进行血管的中央结扎,以清除垂直转移的淋巴结;其三,切除足够的肠管,以切除沿肠管纵向转移的肠周淋巴结。

(肖毅)

参 考 文 献

[1] Morikawa E,Yasutomi M,Shindou K,et al. Distribution of metastatic lymph nodes in colorectal cancer by the modified clearing method. Dis Colon Rectum,1994,37(3):219-223.

[2] Toyota S,Ohta H,Anazawa S. Rationale for extent of lymph node dissection for right colon cancer. Dis Colon Rectum,1995,38(7):705-711.

[3] Kobayashi H,Ueno H,Hashigucji Y,et al:Distribution of lymph node metastasis is a prognostic index in patients with stage III colon cancer. Surgery,2006,139:516-522.

[4] Kanemitsu Y,Komori K,Kimura K,et al. D3 lymph node dissection in right hemicolectomy with a no-touch isolation technique in patients with colon cancer. Dis Colon Rectum,2013,56(7):815-824.

[5] West NP,Kobayashi H,Takahashi K,et al. Understanding optimal colonic cancer surgery:comparison of Japanese D3 resection and European complete mesocolic excision with central vascular ligation. J Clin Oncol,2012,30(15):1763-1769.

[6] Hohenberger W,Weber K,Matzel K,et al. Standardized surgery for colonic cancer:complete mesocolic excision and central ligation-technical notes and outcome. Color Dis,2009,11(4):354-356.

[7] West NP,Hohenberger W,Weber K,et al. Complete mesocolic excision with central vascular ligation produces an oncologically superior specimen compared with standard surgery for carcinoma of the colon. J Clin Oncol,2010,28(2):272-278.

[8] Søndenaa K,Quirke P,Hohenberger W,et al. The rationale behind complete mesocolic excision (CME) and a central vascular ligation for colon cancer in open and laparoscopic surgery:proceedings of a consensus conference. Int J Colorectal Dis,2014,29(4):419-428.

[9] Japanese Classification of Colorectal Carcinoma. Japanese Research Society for Cancer of the Colon and Rectum. 1st Japanese ed. Tokyo:Kanehara Shuppan,1977.

[10] Japanese Classification of Colorectal Carcinoma. Japanese Research Society for Cancer of the Colon and Rectum. 2nd English ed. Tokyo:Kanehara Shuppan,2009.

[11] Watanabe T,Itabashi M,Shimada Y,et al. Japanese Society for Cancer of the Colon and Rectum (JSCCR) guidelines 2010 for the treatment of colorectal cancer. Int J Clni Oncol,2012,17(1):1-29.

[12] Listed N. General rules for clinical and pathological studies on cancer of the colon,rectum and anus. Surgery Today,1983,13(6):557-573.

［13］ Gao Z, Ye Y, Zhang W, et al. An anatomical, histopathological, and molecular biological function study of the fascias posterior to the interperitoneal colon and its associated mesocolon: their relevance to colonic surgery. J Anat, 2013, 223(2): 123-132.

［14］ 李国新, 丁自海, 张策, 等. 腹腔镜下左半结肠切除术相关筋膜平面的解剖观察. 中国临床解剖学杂志, 2006, 24(3): 298-301.

［15］ Zhang C, Ding ZH, Yu HT, et al. Retrocolic spaces: anatomy of the surgical planes in laparoscopic right hemi-colectomy for cancer. Am Surg, 2011, 77(11): 1546-1552.

［16］ 卫生部医政司, 结直肠癌诊疗规范专家工作组. 结直肠癌诊疗规范(2010年版). 中华胃肠外科杂志, 2010, 13(11): 865-875.

［17］ Han DP, Lu AG, Feng H, et al. Long-term results of laparoscopy-assisted radical right hemicolectomy with D3 lymphadenectomy: clinical analysis with 177 cases. Int J Colorectal Dis, 2013, 28(5): 623-629.

［18］ 肖毅. 腹腔镜下根治性右半结肠切除术. 国际外科学杂志, 2014, 41(8): 572-574.

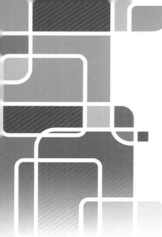

第十六章 完整结肠系膜切除术的质量控制

在结直肠癌综合治疗模式中,手术仍占据着非常重要的地位。过去 30 余年,伴随着全直肠系膜切除术(total mesorectal excision,TME)在直肠癌手术中标准化地位的确立以及严格的手术质量评估的引入,直肠癌的手术质量大幅度提高,局部复发率下降至 10% 以下,明显改善了预后。

结肠癌在大肠癌中发病率逐年提高,在西方国家,约占 70% 。虽然结肠癌的预后也在逐年改善,但没有达到直肠癌预后改善的程度。在欧洲,直肠癌的生存率已经超过了结肠癌。究其原因,结肠癌的手术方式仍存在较大差异,外科医师仍将其作为一种常规手术,而忽略了手术质量所造成的预后差异。完整结肠系膜切除术(complete mesocolic excision,CME)作为一种理念可以将结肠癌手术标准化,并且通过对标本的严格审查进行手术质量控制,从而达到降低局部复发、延长生存的目的。

第一节 完整结肠系膜切除术质量控制指标

完整结肠系膜切除术的质量控制涉及标本的组织形态学、外科平面、淋巴清扫等指标的评价,其中组织形态学评价又包括血管蒂长度、肠管长度、切除系膜面积。

一、组织形态学评价

将未经甲醛固定、未破坏的完整结肠切除术后的标本展平并放于比例尺旁,标记肿瘤及中央血管结扎点,用高清数码相机拍摄标本的前、后面观,照片必须包含比例尺,避免过度牵拉系膜及肠管。用图像处理软件处理照片,按比例分别测量血管蒂长度、肠管长度(右半结肠另需测量末端回肠长度)、勾画出切除系膜轮廓并计算面积(图 16-1)。其中血管蒂长度是中央血管结扎点至肿瘤的距离,如肿瘤位于中央血管所供应的肠段之外则测量肿瘤与最近结肠壁的距离。

组织形态学指标作为 CME 质量控制的评价方法有很好的重复性。West 等开展的一项旨在评估外科教育项目对结肠癌手术质量的影响的研究中,两位病理学家对新鲜切除标本

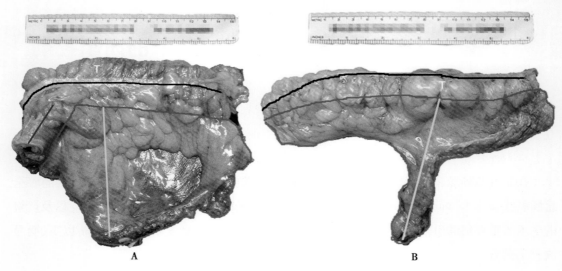

图 16-1　完整结肠系膜切除术标本形态学测量方法
A. 右半结肠；B. 乙状结肠
黑色：肠管长度；蓝色：末端回肠长度；红色：切除系膜面积；黄色：血管蒂长度；T:肿瘤

的组织形态学评估有高度的一致性,相关系数在肠管长度、血管蒂长度、切除系膜面积中分别达到 0.945、0.738、0.910,统计学上均无明显差异(P<0.0001)。

组织形态学指标在传统手术组与 CME 组有明显差异,可作为高质量手术的一项评价指标。Bertelsen 等发现,施行 CME 前后,平均血管蒂长度由 7.1cm 提高到 9.6cm。West 等比较了 49 例行 CME 的患者与 40 例传统手术的患者后发现,中位血管蒂长度分别为 131mm 与 90mm,中位肠管长度分别为 314mm 与 206mm,中位系膜面积分别为 19 657mm² 与 11 829mm²,差异均具有统计学差异(P<0.0001)。同时,他们发现切除系膜面积可预测系膜完整度及淋巴结清扫数目,面积越大则系膜完整度越高,淋巴结清扫数目越多。

二、外科平面评价

CME 应保证脏层筋膜的完整性,沿胚胎发育的解剖层面锐性分离脏层与壁层筋膜,完整切除引流区域淋巴结、淋巴管及肠周脂肪组织。结肠系膜与直肠系膜是宫内发育过程中背侧系膜的残留物,后者使结肠悬吊在后腹壁。因此,胚胎学发育时所形成的解剖平面不仅局限在盆腔,其延伸至腹腔及腹膜后,左侧覆盖乙状结肠、降结肠,直至胰后,包绕脾脏；右侧包含十二指肠、胰头、盲肠、升结肠及右侧小肠系膜根部,脏层筋膜呈"信封样"覆盖结肠系膜。这两层筋膜通常由胶原纤维组成,壁腹膜可以包含少量肌肉组织。脏层筋膜包绕结肠及其系膜,内含血管、淋巴管,其与后腹膜间无淋巴引流相交通。覆盖腹膜后的壁层筋膜仅有覆盖自主神经的、较大的系膜动脉穿过。体外实验证明,脏层筋膜具有阻止肿瘤细胞直接侵袭的作用。CME 的核心理念在于要求在正确的外科平面锐性分离,目的在于保证脏层筋膜的完整性,切除足够系膜,防止结肠系膜破裂,从而造成肿瘤播散。结肠系膜解剖学以及结肠癌手术技巧的进步是施行高质量手术的基本保障。

2005 年,Guillou 等首次系统地提出依据切除结肠癌标本的病理所见进行手术质量分级。2008 年,West 和 Quirke 等回顾性分析 399 例结肠癌患者的手术情况,提出外科平面分级,将其分为固有肌层平面(明显而广泛的系膜缺损且固有肌层暴露)、结肠系膜内平面(明显的系膜缺损但没有暴露固有肌层)和结肠系膜平面(系膜完整)(图 16-2),分级标准详见表 16-1。外科平面分级结果取决于结肠系膜完整性最差的区域,不论其与肿瘤的位置关系。右半结肠系膜存在一个孤立的腹膜窗(由双侧腹膜融合而成无脂肪附着),单纯此区域的缺损不影响分级结果。自 2009 年 Hohenberger 等提出 CME 联合中央血管结扎作为结肠癌手术的标准后,外科平面分级就作为衡量 CME 质量的一项指标。

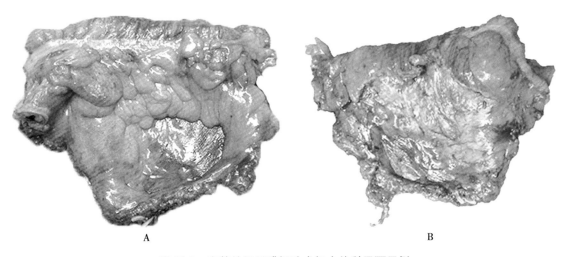

图 16-2 完整结肠系膜切除术标本外科平面示例
A. 正面观;B. 反面观

表 16-1 完整结肠系膜切除术外科平面分级

外科平面	分 级 标 准
结肠系膜平面	结肠系膜表面光滑、完整,仅少量不规则;任何系膜或筋膜缺损深度不超过 5mm;在横切面上,后腹膜及结肠系膜切缘需光整
结肠系膜内平面	有一定量的结肠系膜切除,后腹膜平面或筋膜平面明显不规则,至少一处系膜缺损深度超过 5mm,固有肌层未暴露;在横切面上,后腹膜及结肠系膜切缘中度不规则
固有肌层平面	结肠系膜切除量少,系膜广泛缺损并延伸至固有肌层;在横切面上,后腹膜及结肠系膜切缘部分由肌层组成

West 和 Quirke 等回顾性分析发现,接受高质量手术(结肠系膜完整切除)的患者总生存期更长,尤其是Ⅲ期患者,在结肠系膜平面组 5 年总生存率可以达到 58%,而固有肌层组只有 35%。与传统手术相比,CME 中能达到结肠系膜平面的手术更多(92% vs. 40%),两者有明显的差异。因手术过程中所造成的结肠系膜缺损可能导致肿瘤的播散,并且良好的外科平面通常可以切除更多的结肠系膜,这可能是 CME 患者预后更好的原因之一。

三、淋巴清扫的评价

结肠癌淋巴结转移的第一站是肠周淋巴结,沿肠管纵轴方向,一般不超过原发肿瘤周围 8cm,然后沿营养血管向中央组转移。完整切除系膜切除术淋巴清扫的原则因肿瘤位置而不同(图 16-3)。位于回盲部和升结肠的肿瘤需根部清扫结扎回结肠动静脉和结肠中动静脉右支,右结肠动脉只有 10%~15% 直接起源于肠系膜上动脉,如存在,也需根部结扎。对于肝曲的结肠癌,在胰头可以发现约 5% 的阳性淋巴结,另有约 4% 的阳性淋巴结沿胃大弯侧胃网膜动脉弓出现,必要时应结扎网膜右动静脉。横结肠癌淋巴转移可直接到达网膜弓并持续生长。因此,对于胃大弯侧胃网膜动脉弓对侧的横结肠肿瘤应至少游离 10~15cm 的胃大弯。横结肠癌的淋巴引流是沿着结肠中动脉进行的,应根部结扎结肠中动静脉。应考虑到横结肠癌包括肝曲、脾曲以及降结肠的近端还可能沿回结肠动脉及左结肠动脉升支存在多方向的淋巴回流。降结肠癌应清

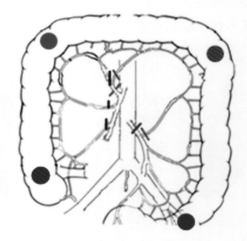

图 16-3　结肠癌淋巴清扫范围
蓝色:盲肠、升结肠;绿色:结肠肝曲、横结肠;紫色:结肠脾曲、降结肠;红色:乙状结肠

扫肠系膜下动脉根部周围淋巴结并于根部结扎左结肠动脉。乙状结肠癌可以像直肠癌一样,中央结扎肠系膜下动脉就可以清扫相应淋巴结。

CME 的主要目的之一就是沿肿瘤区域淋巴结引流途径全部切除脏层筋膜内结肠系膜,以获得最多的淋巴结清扫数量。近年来越来越多的研究显示,结肠癌手术清扫淋巴结的数量是结肠癌预后的独立影响因素,特别是对于Ⅲ期结肠癌患者效果更明显。大量文献报道,结肠癌手术清扫淋巴结的数量与总生存期相关。West 等对 49 例接受 CME 的患者与 40 例接受传统手术的患者进行比较,CME 组中位淋巴结检出率更高,分别为 30 个和 18 个,差异有统计学意义。Hohenberger 等报道 CME 中位淋巴结清扫数 32 个,预后切分值为 28 个,两组的 5 年生存率分别为 83.1%(<28)和 86.1%(>28)。Eiholm 等对 11 例右半结肠癌患者

进行病理检查发现,行 CME 较其他手术多切除的系膜中可以发现更多的淋巴结,其中包括阳性淋巴结。即使单纯阴性淋巴结检出数目的增加也有生存获益。因此,淋巴结清扫评价可以有效地预测 CME 的手术质量。

（丁克峰　何金杰）

第二节　完整结肠系膜切除术质量控制与预后

CME 本身涵盖的术式并不是新的,其创新意义在于将结肠癌手术进行标准化,如同 Heald 教授通过全直肠系膜切除术将直肠癌手术进行标准化一样。这种标准变成一种可评估的指标后从而推动结肠癌手术在不同治疗中心的规范化。CME 要求连续锐性分离脏层筋膜层,完整切除整个结肠系膜,同时强调在供血动脉根部进行中央结扎,从而实现最大化的淋巴结清扫。在德国埃朗根大学医院,Hohenberger 及其同事已常规开展此项手术多年,并在英国、丹麦等欧洲国家推广应用。实践表明,与传统手术相比,CME 尽管要求更广泛的切除,手术风险及术后并发症并未上升。由于更精细的手术操作,术中出血及手术相关不良事件反而更少。从预后相关评价指标来看,常规施行完整结肠切除术的外科医师比普通外科医师有更好的手术质量。CME 可增加淋巴结检出数目,降低围术期并发症发生率,从而降低局部复发率,提高癌症特异性生存率。

Hohenberger 等通过对接受 R0 切除的 1329 例结肠癌患者的研究发现,施行完整结肠切除术后,局部复发率从 1978—1984 年的 6.5% 下降到 1995—2002 年的 3.6%,5 年癌症特异性生存率从 82.1% 提高到 89.1%。Pramateftakis 等对 115 例接受 CME 的右半结肠切除患者研究发现,术后并发症发生率为 13.9%,5 年存活率可达 72.4%。Perdawid 等分析了丹麦结直肠癌协作组数据库内 2001—2008 年的 9149 例患者,按时间点分为 2001—2004 年和 2005—2008 年两组,两组患者均未施行 CME,5 年总生存率分别为 65% 和 66%。作者由此认为,未施行标准的 CME 是 2001—2008 年当地结肠癌手术预后没有改善的主要原因。Bertelsen 等近期发表了一项旨在评估 CME 应用价值的回顾性研究。该研究分析了丹麦首都地区 2008—2011 年接受择期手术的 Ⅰ～Ⅲ 期结肠癌患者,其中 CME 组 364 例,传统手术组 1031 例。研究结果显示,完整结肠系膜切除术 CME 组 4 年无病生存率为 85.8%,传统手术组为 75.9%。其中 Ⅰ 期患者 CME 组生存率为 100%,传统手术组为 89.9%($P=0.046$);Ⅱ 期患者分别为 91.9%、77.9%($P=0.0033$);Ⅲ 期分别为 73.5%、67.5%($P=0.13$)。多因素 Cox 回归分析表明,CME 对患者是一个独立的保护性因素。高志冬等比较了 CME 与传统结肠癌根治术的短期疗效和安全性,显示前者能达到整块切除肿瘤及结肠系膜并且有更多的淋巴结检出数,手术相关风险并未增加。

完整结肠系膜切除术

由此可见，标准化、高质量的手术可以降低局部复发并改善结直肠癌预后。这一概念已被越来越多的外科医生所接受。目前外科医生普遍都在遵循按正确的解剖平面进行系膜切除，而在营养血管结扎水平的问题上不同地区标准仍不一样，同时关于 CME 效果的证据都来自欧洲的一些回顾性研究。因此，CME，尤其是中央结扎对结肠癌预后的影响需要前瞻性的研究进行阐述，从而指导手术的标准化及质量控制。

（丁克峰　何金杰）

参 考 文 献

[1] West NP, Sutton KM, Ingeholm P, et al. Improving the quality of colon cancer surgery through a surgical education program. Dis Colon Rectum, 2010, 53(12): 1594-1603.

[2] Bertelsen CA, Bols B, Ingeholm P, et al. Can the quality of colonic surgery be improved by standardization of surgical technique with complete mesocolic excision?. Colorectal Dis, 2011, 13(10): 1123-1129.

[3] West NP, Morris E, Rotimi O, et al. Pathology grading of colon cancer surgical resection and its association with survival: a retrospective observational study. Lancet Oncol, 2008, 9(9): 857-865.

[4] Hohenberger W, Weber K, Matzel K, et al. Standardized surgery for colonic cancer: complete mesocolic excision and central ligation-technical notes and outcome. Colorectal Dis, 2009, 11(4): 354-364.

[5] Eiholm S, Ovesen H. Total mesocolic excision versus traditional resection in right-sided colon cancer - method and increased lymph node harvest. Dan Med Bull, 2010, 57(12): A4224.

[6] Pramateftakis MG. Optimizing colonic cancer surgery: high ligation and complete mesocolic excision during right hemicolectomy. Tech Coloproctol, 2010, 14(Suppl 1): S49-51.

[7] Perdawid SK, Hemmingsen L, Boesby S, et al. Survival after elective surgery for colonic cancer in Denmark. Colorectal Dis, 2012, 14(7): 832-837.

[8] Bertelsen CA, Neuenschwander AU, Jansen JE, et al. Disease-free survival after complete mesocolic excision compared with conventional colon cancer surgery: a retrospective, population-based study. Lancet Oncol, 2015, 16(2): 161-168.

[9] 高志冬, 叶颖江, 王杉, 等. 完整结肠系膜切除术与传统根治术治疗结肠癌的对比研究. 中华胃肠外科杂志, 2012, 15(1): 19-23.

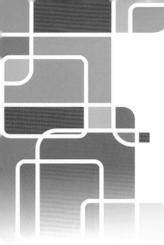

第十七章 完整结肠系膜切除术
患者围术期管理

几百年来,外科医师常常着重关注于解剖学的深入了解,而对其他方面往往不予重视。20世纪始,外科学飞速发展,学科所包含的范围不断扩大,外科医师开始致力于将死亡率和并发症发生率降至最低限度,人们终于意识到对生理学的深刻理解与对解剖关系的彻底掌握的意义同样重要。手术是外科疾病治疗的主要手段,但仅凭手术操作有时并不能获得满意的治疗效果。手术的影响因素很多,除外科手术技术外,患者及其家属的心理状况、患者的身体状况等都会影响治疗结果。术前全面的诊断、对患者各重要器官功能的评价和调整,以及术中的防护措施,术后的积极监测和正确的对症处理都对外科疾病的诊疗起着至关重要的作用。应该将术前、术中、术后这三方面结合在一起,三位一体,以确保外科疾病诊疗的最终成功,这就是围术期管理的意义。外科医师应掌握全面的术前、术中、术后各阶段的知识及技术,了解如何维护及改善各重要脏器功能,以及预测、预防和治疗术后并发症,这样才能使患者顺利康复。

第一节 完整结肠系膜切除术患者术前管理

外科医师不能一味追求手术技术的提高,而应将患者作为一个整体注重疾病所引发的各种问题。首先,外科医师应该对患者做详细、全面的检查,排查患者的营养情况,了解心、肺、肝、肾、脑等重要脏器的功能状态。患者原有的合并症很可能已使重要器官功能发生异常,这些异常很可能会影响机体对手术创伤的耐受能力,从而影响患者术后恢复,与术后并发症发生率及术后死亡率有着密切的关系。因此,外科医师应该尽量使患者在术前达到一个生理平衡状态,使其营养储备状况充足,呼吸功能正常,循环状态最佳,神经系统功能状态平稳,肝肾功能可以耐受手术。

一、营养不良

恶性肿瘤患者营养不良发生率为 40% ~ 80%,而结直肠癌相对较低,为 30% 左右。评估营养不良的指标很多,包括体重减轻、血浆清蛋白(即白蛋白)浓度低于 35g/L,转铁蛋白浓度低于 2.4g/L,前白蛋白浓度低于 280mg/L 等均能提示患者存在营养不良,且测定值越低,营养不良情况越严重。其中最简便且有价值的指标为体重减轻:当患者体重是标准体重的 80% ~90% 时,提示存在轻度营养不良;当患者体重低于标准体重的 60% 时,则提示存在重度营养不良。

营养不良可导致细胞代谢障碍、内环境紊乱、组织修复、愈合及抗感染能力下降,使术后吻合口漏及感染的风险增加,并且患者对手术的耐受能力下降,术后死亡率升高。因此,术前应积极纠正患者的营养不良,然后再接受手术治疗:可在术前予肠内或肠外营养支持治疗;对于低白蛋白血症的患者,往往通过营养支持短期内难以纠正,可通过直接输注人体白蛋白的方式快速纠正以待手术治疗;伴有贫血的患者,应间断输注血制品加以纠正(每天输血 200 ~400ml),使患者术前血红蛋白达到 80g/L 以上。

二、心血管系统功能紊乱

国外研究表明,术后心肌梗死和心因性死亡的发生率为 2% ~10%,西方国家非心血管手术后心因性死亡占术后死亡的近 50%。心血管系统并发症是术后早期发生率最高且最为凶险的非手术并发症。

急性心肌梗死患者发病 6 个月内不宜行手术,6 个月以上且无心绞痛发作者可在良好的监护条件下手术。接受冠状动脉血管重建的患者,除术后最初 30 天之外,均能够接受非心脏外科手术,且死亡率较低。合并有高血压的患者,应积极请心内科会诊制订个体化方案调节血压到原血压的 80% 左右,且血压监测平稳 1 ~2 周后择期手术。瓣膜性心脏病患者,心功能 Ⅰ ~Ⅱ 级者能很好地耐受手术,心功能储备较差患者(Ⅲ ~Ⅳ 级)对大手术耐受较差,存活率低,应在择期手术前行瓣膜纠正术。术前存在心房纤颤的患者,应使用地高辛、美托洛尔等药物控制心率至 80 ~90 次/分,术中及术后继续控制心率,警惕栓塞并发症发生。无症状的病窦综合征,无基础心脏病的室性期前收缩,Ⅰ 度或 Ⅱ 度 Ⅰ 型房室传导阻滞,右束支传导阻滞者一般可耐受手术。Ⅱ 度 Ⅱ 型房室传导阻滞或 Ⅲ 度房室传导阻滞,双束支阻滞,既往阿-斯综合征病史及病窦综合征伴有晕厥,长间歇心脏停搏者,应在术前安置临时起搏器。扩张型心肌病对手术耐受极差,原则上不予手术。肥厚型心肌病患者在减弱心肌收缩力和增加前后负荷时可更好地耐受手术。肺源性心脏病患者术后常合并肺炎、肺不张及右侧心力衰竭,应严格要求患者术前 2 周戒烟,并进行肺功能检查,情况好者可耐受手术。

Goldman 心脏危险指数分级可以评估患者的术后早期心脏风险。心脏危险指数(cardiac risk index,CRI)是 1977 年 Goldman 根据心脏病的危险因素,结合其他几方面因素所制订,是一项可与 ASA 病情分级相比拟的实用分级方法,详见表 17-1。风险分级与并发症及死亡率之间的相关性见表 17-2。对于 Ⅰ ~Ⅱ 级患者,手术并发症发生率相对较低。对于心脏危险指数分级较高的患者,术后应给予更高级别的监护。

表 17-1　心脏危险指数（CRI）评分标准

	依据项目	计分
病史	年龄超过 70 岁	5
	6 个月内发生心肌梗死	10
体检	颈静脉怒张或第三心音	11
	明显主动脉瓣狭窄	7
全身情况	$P_aO_2 < 60mmHg$，或 $P_aO_2 > 50mmHg$，或 $K^+ < 3mmol/L$，或 $BUN > 18mmol/L$，或 $Cr>260mmol/L$，SGOT 升高，或慢性肝病征及非心脏原因卧床	3
手术	急症手术	4
	主动脉、胸腔、腹腔大手术	3
总分		43

表 17-2　风险分级与并发症及死亡率之间的相关性

风险分级	总分	心因性死亡（%）	危及生命的并发症（%）
Ⅰ级	0 ~ 5	0.2	0.7
Ⅱ级	6 ~ 12	2.0	5.0
Ⅲ级	13 ~ 25	2.0	11.0
Ⅳ级	≥26	56.0	22.0

1999 年，Lee 等通过回顾分析 2893 例患者进一步提出的 Lee 心脏风险评分，同样是一项有效地评估术后早期心脏风险的评分模型，对 1422 例患者的验证结果显示其 ROC 曲线下面积高达 0.806，远超过 Goldman 评分的 0.582。

2002 年，美国心脏病学会基金会/美国心脏学会提出非心脏手术围术期心血管危险性评估指南（ACC/AHA 指南）（表 17-3），并被广泛认可。Ali 等的研究也证明了 ACC/AHA 指南高危因素预测术后心脏事件的敏感性和特异性更好。亦有国内研究通过中国患者比较 Lee 指数、Goldman 指数、ACC/AHA 指南的评估效果，证实 ACC/AHA 指南评估非心血管手术患者术后心脏危险性的准确性较其他两种评分指数更高。

术后心肌梗死危险高峰通常在术后 72 小时内，大多数患者在 48 小时内被检测到。术后心力衰竭、高血压等并发症多发生在术后 3 ~ 5 天。术后心脏风险较高的患者，应入住 ICU 病房，严密监测心脏变化（进行心电图、呼吸、血氧饱和度、血压、脉搏、心律、心率、呼吸等），防止心脏意外发生。严格应用输液泵 24 小时均匀输液，较少心脏负担，防止输液速度过快、不均衡诱发心力衰竭和肺水肿。心血管疾病患者术后应及时给予药物止痛，保证充分休息，防治心律失常，术后及早下床活动。美国心脏病学会基金会/美国心脏学会指南推荐高风险患者术后应考虑使用硝酸甘油避免心肌缺血。国内也有相关报道证实，术后应用硝酸甘油预防术后早期发生心血管系统并发症有一定作用。

表 17-3　ACC/AHA 指南临床危险因素分层标准

分层	危险性因素
高危	不稳定型冠脉疾病:急性即 1 周内或近期即≤30 天的心肌梗死且有再缺血的征象 不稳定或严重心绞痛(加拿大心绞痛分级Ⅲ、Ⅳ) 失代偿性心力衰竭 严重心律失常:高度房室传导阻滞、有基础心脏病时出现的有症状的心律失常、未控制心室率的室上性心律失常 严重的瓣膜疾病
中危	轻度心绞痛(加拿大心绞痛分级Ⅰ、Ⅱ) 曾经有心肌梗死 代偿期心力衰竭 血清肌酐≥20mg/L 需要治疗的糖尿病
低危	高龄(≥70 岁) 异常心电图(如左心室肥厚、束支传导阻滞、ST-T 异常) 非窦性心律(如心房颤动、起搏心率) 低运动耐量(<4METS) 脑卒中史 未控制的高血压(收缩压≥180mmHg,舒张压≥110mmHg)

三、呼吸功能不良

术后呼吸系统并发症是术后早期高发并发症之一,最常见为肺部感染,其次为呼吸衰竭、肺不张、胸腔积液等。结直肠癌患者术前常合并有慢性支气管炎、肺气肿、肺源性心脏病等,故术前常规胸片、肺功能、血气分析等检查尤为重要。术前 2 周应严格要求患者戒烟。

麻醉方式的选择对患者呼吸系统的影响较大。全身麻醉对呼吸道和肺的刺激使呼吸道分泌物增多,非活性物质减少,几乎所有患者术后存在双肺弥散的容量性肺不张和肺顺应性降低,食管下端括约肌张力减退亦可加重误吸情况,导致肺炎和肺不张的发生。

患者腹部手术本身所致的创伤,使膈肌运动减弱。再加上术后患者平卧体位多不便做呼吸运动、术后腹胀等,均可在一定程度上降低肺通气量,也可产生肺部感染。其次,手术切口疼痛使患者长时间处于同一体位不愿改变。造成肺底部受压,换气量降低。为减轻疼痛,患者呼吸变浅、加快,使潮气量降低,又因惧怕疼痛而不敢咳嗽或咳嗽无力,使分泌物在气道进一步积聚,引起感染。疼痛是造成术后早期老年患者呼吸不畅的重要原因。故适当镇痛,可增加胸壁活动度,降低呼吸频率。增加潮气量,又可降低每次呼吸所需活动,使肺泡通气量增加。呼吸功能明显降低者术后即转入 ICU 治疗,待呼吸平稳、血气分析恢复正常后转回病房。

预防肺部感染,术后排痰护理作用尤为重要:①术后应常规雾化吸入,每天 2~3 次,每次 20 分钟。可持续 3~5 天。雾化时嘱患者深慢呼吸。保证雾化药液吸入,雾化后,鼓励患者咳嗽、排痰,及时清理呼吸道内分泌物,以保证肺泡与血管系统之间的气体交换。②叩背:通过叩击震动患者背部间接地使附在肺泡周围支气管的痰液松动脱落。拍背方法:五指并拢,掌指关节屈曲成 120°角,指腹与大小鱼际着落,用腕关节用力,由上至下,自外缘至中央,有节律地叩拍患者背部,同时嘱患者深呼吸,在呼气约 2/3 时咳嗽,重复数次,因深呼吸可带出少量肺底分泌物,配合咳嗽,可产生痰液松动及咳出的效果。叩击背部一般在术后第 1 天晨起后进行。如无禁忌,则可协助患者起身,坐立位后叩背。③催咳:让患者深吸一口气后再用力咳出,同时用卫生纸轻轻地捂住口。注意用双手协助从腹部两侧向切口方向稍用力按压,以减轻咳嗽时的疼痛,有效咳嗽的关键是咳前先深吸气,再用力咳。④吸痰:对痰液黏稠、咳嗽无力而不易排痰的老年患者,应用吸引器气管内吸痰,尽量减少分泌物滞留。这对控制感染非常重要。吸痰前应加大氧流量 2.5L/min,以增加血氧浓度。

四、神经系统功能异常

术后早期精神系统并发症最常见的是谵妄。谵妄在临床上是以患者注意力和认知能力急剧降低为特征的神经精神综合征,尤其多见于高龄或病情危重患者。临床上常见的谵妄表现有:急性发作(症状骤起,可持续数小时或数天),病情波动(24 小时内可轻可重,或表现为注意力不集中、漫不经心、思路紊乱、言语不连贯或语无伦次),意识水平变化(意识模糊、认知功障碍、定向障碍,记忆缺失等),知觉紊乱(约 30% 的患者存在幻觉或错觉),精神性运动紊乱,谵妄性精神改变(兴奋、机警、或者低兴奋性,精神呆滞,昏睡),睡眠周期的颠倒或长时间失眠,情绪紊乱(如恐惧、焦虑、抑郁或淡漠、恐惧)。目前对其发病机制尚不十分清楚,但多认为属多源性。在围术期宜密切观察患者精神行为的变化,及时处理,则能有效地预防谵妄的持续或恶化。在综合性医院内有 6%~56% 的患者发生过谵妄,尤其年龄大于 65 岁的患者可高达 15%~80%,而 ICU 内患者的发生率达 70%~80%。Mouer 等调查 1218 例 60 岁以上非心脏手术患者发生谵妄的情况,手术前后 1 周的发生率为 25.8%,而 3 个月后为 9.9%。国内有研究表明,谵妄与患者的年龄、既往脑血管意外病史等自身因素,应用哌替啶、东莨菪碱及术中低血压等麻醉因素,手术超过 3 小时、术后转至 ICU 病房等手术因素均有关。麻醉和镇静药物的使用与谵妄的发生关系密切。Pandharipande 等对 ICU 内患者应用镇静剂/镇痛剂与谵妄发生的相关性分析结果表明,这两类药物可转成引发谵妄的危险因素。理论上,谵妄的发生是可预防的,如改善睡眠,减少不必要的活动限制和医疗干预(各种导管、监测),改善视力、听力和纠正缺水、营养支持和心理治疗等,如此全面的措施的施行有赖于医护的通力配合。由于反复或持续谵妄的发作,只能使智能障碍日趋恶化,随着并发症的发生,痴呆和全身衰竭在所难免。麻醉科医师评估患者原发病,防止谵妄和智障的恶化(如慎用抗胆碱能药物),掌握好镇静剂/镇痛剂的适应证、用药时间和剂量,对谵妄的治疗和预防有至关重要的作用。

术后早期神经系统并发症最常见的是脑血管意外,包括脑出血、脑缺血和脑水肿及细胞毒性损伤。在手术过程中,由于很多因素的影响引起脑血管功能的变化,导致脑血管意外。脑血管意外最重要的病理生理改变是脑血管本身的疾病及脑血管的舒缩调节机制失常引起脑出血、脑缺血和脑水肿及细胞毒性损伤。脑血管意外的发生因素比较复杂,因此预防相对困难。高血压、高龄、过量饮酒、吸烟、体重指数、糖尿病是脑血管意外的危险因素。血清总胆固醇水平与脑血管意外无关,仅在合并老龄和高血压情况下,胆固醇较低才与脑血管意外发病率增高有关。华法林、高剂量的阿司匹林($>125mg/d$)与脑血管意外的危险性增高有关,脑血管意外发生率随着年龄、抗凝强度增加而增高。预防脑血管意外发生:术前应努力改善高危患者的自身状况,积极治疗高血压、高血脂、心房纤颤和心肌梗死等合并症;对于年龄、性别、种族等不可变因素只有给予重视,尽可能地避免脑血管意外的发生。术中给予合理的麻醉管理,选用对脑血管影响小的麻醉药物,麻醉深度要适当,麻醉操作如插管等动作要轻柔,尽量避免心律失常和颅内压升高等的发生;术中应该采取有效措施维持循环稳定,术中高血压和低血压是引起围术期脑血管意外的常见危险因素,收缩压和舒张压均与脑血管意外的发生独立相关,故应尽量避免血压过度波动。手术结束至患者完全清醒拔管,这段时间属于高危险期,特别需要注意维持循环的稳定,防止脑血管意外的发生。术后可应用丹红注射液、复方丹参片等药物预防,增加脑血流,减少脑血管阻力,改善脑供血,降低血液黏稠度。

五、泌尿系统功能不良

术后早期泌尿系统非手术相关并发症主要包括急性肾损伤、肾衰竭、泌尿系感染等。

手术的创伤、麻醉、造影剂及术后液体复苏等不同方法,均对肾功能带来不同的影响,常造成急性肾损伤,若不给予足够的关注与重视,一旦发生肾衰竭,预后将极为凶险。术前血浆肌酐浓度增高、高龄、左心功能不良、肺动脉高压、充血性心力衰竭、冠心病、高血压、糖尿病、动脉瘤、低血压、细菌性心内膜炎、低白蛋白血症、恶性肿瘤、使用利尿剂、电解质紊乱(高血钾、高血镁、高血磷、低血钠、低血钙、低血氯)、有效循环血量不足等因素均为急性肾损伤发生的高危因素。术中应用肾毒性较大的麻醉药物;血流动力学不稳定、肾血流低灌注、肾小球滤过率下降、肾缺血再灌注损伤；大量补液使血压稀释、胶体渗透压下降及缺氧等因素致肾组织水肿；大量输血后出现溶血反应、血红蛋白微血栓或免疫复合物沉积等常造成急性肾损伤，故对于术前评估高危的患者，应尽量避免术中出现以上情况。术后注意心排血量的改变及大量血管活性药物的应用导致肾血管痉挛。根据患者情况制订分层治疗的靶目标：AKI 1 期/风险期：以分析、化解危险因素为重点，采用除病因、监测每天出入量和体质量变化，评估血容量，维持电解质、酸碱平衡等方法；AKI 2 期/损伤期：以减低靶器官受损程度、预防再次损伤为防治重点，实施特色专科护理（导管、皮肤、心理及三级体液管理等），及早发现各种感染，提供营养支持；AKI 3 期/衰竭期：因患者存在肾功能完全或部分恢复的可能性，加之病情复杂及临床表现的多样性和不稳定性，故不能按照慢性肾衰竭的透析指征，应尽早开始预防性透析，其治疗目的不仅仅是替代肾功能，而且能维护机体内稳态，为多器官功能的恢复创造条件。

（谢启伟　梁斌　林塬培）

第二节　完整结肠系膜切除术患者术后并发症及死亡风险预测

前面已经介绍了结直肠癌是最常见的恶性肿瘤之一，其发病率和死亡率均较高，与所有肿瘤比较，均位居第三位。如果可以准确地预测其术后早期并发症及死亡率，并给予高危患者特别的关注与预防性处理，那么对降低结直肠癌患者的死亡率必定能起到至关重要的作用。因此，POSSUM 预测模型、ACPGBI 预测模型、AFC 预测模型等术后早期死亡率与并发症预测模型应运而生，其原理大致相同，即根据患者的症状、体征、生理学参数、手术严重度等进行加权和赋值，量化患者的预后。本章将分别介绍现有预测模型的预测方法、适用群体及准确性等。

一、POSSUM 系列预测模型

1991 年，英国 Copeland 等最早提出了并发症和死亡率的生理和手术严重性评分，即POSSUM（the physiologicl and operative severity score for the enumeration of mortality and morbidity）评分（表 17-4），分为生理状况评分 12 项和手术严重程度评分 6 项两部分，分别计算两部分得分后，由并发症（R）预测公式：ln（R/1-R）= -5.91+（0.16×生理评分）+（0.19×手术评分）计算患者术后早期并发症的发生率；由死亡率（R）预测公式：ln（R/1-R）= -7.04+（0.13×生理评分）+（0.16×手术评分）计算患者术后早期死亡率。其预测的对象包括接受基本外科、血管外科、胸外科、泌尿外科等所有类型手术的患者。POSSUM 预测模型的提出引起了相当大的轰动,这是最早应用数学建模的方法评估患者术后早期风险的尝试,并得到了广泛认可。

表 17-4　POSSUM 预测模型

因素	1	2	3	4
生理状况评分				
年龄（岁）	≤60	61～70	70～85	≥85
心脏征象	正常	心血管药物	水肿	颈静脉怒张
呼吸征象	正常	运动时呼吸困难	上楼时呼吸困难	静息时呼吸困难
		轻度 COPD	重度 COPD	其他情况
收缩压（mmHg）	110～130	131～170	≥171	≤89
		101～109	90～100	
脉搏（次/分）	50～80	81～100	101～120	≥121
		40～49		≤39
血尿素氮（mmol/L）	<7.5	7.6～10	10.1～15	≥15.1
Glasgow 评分	13	12～14	9～11	≤8
Na^+（mmol/L）	>136	131～135	126～130	≤125
K^+（mmol/L）	3.5～5	3.2～3.4	2.9～3.1	≤2.8
		5.1～5.5	5.4～5.9	≥6
Hb（g/L）	130～160	110.5～120.9	100～114	≤90.9
		160.1～170	170.1～180	≥180.1
白细胞（×10⁹/L）	4～10	10.1～20.0	≥20.1	
		3.1～3.9	≤3	
心电图	正常		心房颤动	其他情况
手术严重程度评分				
30 天内手术次数	1	2	3	≥4
出血量（ml）	<100	101～500	501～999	≥1000
腹腔污染	无	轻	局部污染	游离肠液、血液
恶性程度	无	仅原发灶	淋巴结转移	远处转移
手术程度	小	中	大	特大
手术急缓	择期		<24 小时急诊	<2 小时急诊

　　然而,POSSUM 经过近五年的应用后,英国 Portsmouth 中心的 Whitley 等发现其过高估计了手术的死亡率,并再度回顾分析 POSSUM 的生理状况评分 12 项和手术严重程度评分 6

项,对其预测公式进行了修正,提出了更加完善的 P-POSSUM 预测模型:其评价内容与 POS-SUM 评分表一样,死亡率预测公式改为:$\ln[R/(1-R)] = -9.0651+(0.1692×生理评分)+(0.1550×手术评分)$,这使得该预测模型的准确性明显提升,此后 Tekkis、Midwinter 等的研究也支持了 POSSUM 系列预测模型对术后早期并发症及死亡率的预测是准确、有效的。国内也有研究表明,POSSUM 系列预测模型对我国患者术后早期并发症及死亡率的预测相对准确且有效的。

随着 POSSUM 系列预测模型的广泛应用,有研究表明其运用过程中仍存在过度预测的问题。学者们开始注意到由于 POSSUM 预测模型的预测对象包括接受基本外科、血管外科、胸外科、泌尿外科等所有类型手术的患者,而不同部位的手术确实存在较大差异,仅靠一项手术大小评分内容难以消除这种差异。因此,Tekkis 等提出了专门针对结直肠癌的 POSSUM 预测模型:CR-POSSUM 预测模。其仅包含 6 项生理状况评分和 4 项手术严重程度评分,操作相对更简单。死亡率公式为:$\ln[R/(1-R)] = -9.167+(0.338×生理评分)+(0.308×手术评分)$。此后,Senagore 以及国内的任立焕等的研究,都支持了 CR-POSSUM 预测模型对结直肠癌患者术后早期死亡率的预测比 POSSUM 预测模型、P-POSSUM 预测模型更准确,更具优势。

关注到具体不同手术类型的差异并提出了 CR-POSSUM 预测模型后,Tran Ba Loc 等又把焦点引向了不同年龄段患者的评估:老年患者全身各脏器功能均处于边缘状态,主要表现在脏器如心脏、肺脏等等系统的功能不同程度的损害,这会给疾病本身的治疗带来极大的影响,术后早期的并发症发生及死亡风险较其他年龄段患者有明显差别。因此,Tran Ba Loc 等于 2010 年再度提出了针对老年患者的 E-POSSUM 预测模型(表 17-5)。该预测模型关注的预测对象更特异,预测的准确性更高。曲军、张鑫等的研究也证实了其在我国老年结直肠癌患者术后早期的并发症及死亡率预测较其他 POSSUM 模型更准确有效。

表 17-5　E-POSSUM 预测模型

因素	1	2	3	4
生理状况评分				
年龄(岁)	≤60	60 ~	70 ~	
心脏征象	正常	心血管药物	水肿	颈静脉怒张
X 线征象			临界心脏肥大	心脏肥大
呼吸征象	正常	运动时呼吸困难	上楼时呼吸困难	静息时呼吸困难
X 线征象		轻度 COPD	重度 COPD	其他情况

续表

因素	1	2	3	4
收缩压(mmHg)	110~130	131~170 101~109	≥171 90~100	≤89
脉搏(次/分)	50~80	81~100 40~49	101~120	≥121 ≤39
BUN(mmol/L)	<7.5	7.6~10	10.1~15	≥15.1
Glasgow 评分	13	12~14	9~11	≤8
Na$^+$(mmol/L)	>136	131~135	126~130	≤125
K$^+$(mmol/L)	3.5~5	3.2~3.4 5.1~5.5	2.9~3.1 5.4~5.9	≤2.8 ≥6
血红蛋白(g/L)	130~160	110.5~120.9 160.1~170	100~114 170.1~180	≤90.9 ≥180.1
白细胞(×10^9/L)	4.0~10	10.1~20.0 3.1~3.9	≥20.1 ≤3	
心电图	正常		心房颤动	其他情况
手术严重程度评分				
30 天内手术次数	1		2	>2
出血量(ml)	<100	101~500	501~999	>1000
腹腔污染	无	轻	局部污染	游离肠液、血液
恶性程度	无	仅原发灶	淋巴结转移	远处转移
手术程度	小	中	大	特大
手术急缓	择期		<24 小时急诊	<2 小时急诊

二、ACPGBI 预测模型

2003 年不列颠和爱尔兰结直肠协会(Association of Coloproctology of Great Britain and Ireland,ACPGBI)提出了一套全新的结直肠癌术后风险预测模型:通过对年龄、肿瘤能否被切除、肿瘤分期、ASA 分期、手术急缓等因素的评价,应用死亡率(R)预测公式:ln[R/(1-R)] =-4.859+ACPGBI 预测模型评分(表 17-6)。其准确性及有效性在欧洲多中心研究中得到了初步证实。2007 年 Ferjani 等的研究提出,ACPGBI 预测模型对结直肠癌患者的预测可能比 POSSUM 系列预测模型更准确的观点,但目前尚无其他研究支持。

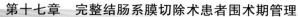

表 17-6　ACPGBI 预测模型评分

风险指标	危险因子	评分
年龄(岁)	<65	0
	65 ~ 74	0.7
	75 ~ 84	1.1
	85 ~ 84	1.3
	95+	2.6
肿瘤可被切除	ASA Ⅰ	0
	ASA Ⅱ	0.8
	ASA Ⅲ	1.6
	ASA Ⅳ ~ Ⅴ	2.5
肿瘤不能切除	ASA Ⅰ	1.7
	ASA Ⅱ	1.8
	ASA Ⅲ	2.1
	ASA Ⅳ ~ Ⅴ	2.4
肿瘤分期	Dukes's A	0
	Dukes's B	0
	Dukes's C	0.2
	Dukes's D 或伴转移	0.6
手术缓急	择期	0
	紧急	0.8
	急诊	1.1

三、AFC 预测模型

AFC 预测模型是 2007 年由 Arnaud 等提出的仅评价 4 项危险因素来预测结直肠癌手术患者术后早期死亡率的预测模型(表 17-7,表 17-8),其比 POSSUM 更为简单易行。有文章验证该模型的 ROC 曲线下面积达 0.89,仅从这项数据来看,有效性值得肯定,但由于其应用尚不广泛,还没有更多的研究评价该模型在不同国家和地区应用的有效性。国内目前也缺少对 AFC 预测模型有效性评价的研究,但考虑到相较其他预测模型有更简单的操作流程,进一步调查该模型在中国结直肠癌患者中应用的有效性还是有一定意义的。

表 17-7　AFC 预测模型-风险指标

风险指标	系数(标准差)
急诊手术	1.48(0.32)
6 个月体重减轻>10%	1.15(0.35)
神经系统病史	1.23(0.34)
年龄>70 岁	0.77(0.36)

表 17-8　AFC 预测模型-死亡率

风险指标个数	死亡患者数量(总数)	术后死亡率(%)
0	3(577)	0.5
1	11(577)	2
2	20(222)	9
3	9(55)	16
4	5(10)	50

四、BH 预测模型

2009 年,Barwon Health 设计了一种针对结直肠癌患者,应用术前影响因素预测术后早期并发症发生率及死亡率的 BH2009 预测模型,被认为与 POSSUM 系列预测模型及 ACPGBI 预测模型有相当的预测效果。2012 年对该模型再校准,校订推出 BH2012 预测模型,其有效性及准确性较前进一步提高。该预测模型的特点为:①仅应用术前影响因素即可预测,不必待术后才了解到患者的风险,这使得外科医师在术前提高高危群体关注度,从而更好地预防并发症的发生。②加入了对手术医师的评价因素,综合了医患双方的影响因素,更全面。同样,由于该预测模型近年来刚提出,其有效性和准确性还没有被其他研究所证实,国内亦没有该预测模型的相关研究。不过介于该预测模型的优点,今后对其在中国结直肠癌患者中的应用效果做进一步探索是有意义的。

五、E-PASS 预测模型

E-PASS 预测模型是日本学者 Haga 等于 1999 年提出的应用于胃肠手术的预测模型,同样分为术前影响因素和手术影响因素两部分评价术后早期风险,与 POSSUM 系列预测模型相似,但相对稍简单。该模型的应用也相对广泛,大量研究证实,其预测的有效性与准确性值得信赖,且其与 POSSUM 系列预测模型的预测准确性相当。国内唐之韵、胡宗莉等的研究也证实了 E-PASS 预测模型对国内患者术后早期的预测是准确、有效的。该预测模型不同于 POSSUM 系列预测模型等其他模型均应用欧美患者数据建立,而是应用日本患者的数据建立,由于患者人群相近,是否预示了该模型可能更适合我国患者的预测? 我们尚需要在今后的工作中,进一步将其与其他预测模型进行横向比较,以证实其在中国结直肠癌患者中的应用效果。

(谢启伟　梁斌　林塬培)

第三节　完整结肠系膜切除术患者围术期营养支持

营养筛查、评定及合理有效地营养干预是围术期患者临床营养支持治疗中的关键步骤,包括对患者营养状况与营养风险的判断,手术前营养与容量的补充,手术中血压、血糖以及液体平衡的管理,手术后合理的营养支持措施及效果评估。在此基础上实现规范化管理,最大限度地提高围术期营养支持效果并降低不良影响,也应避免不必要的营养补充及医疗花费。

一、营养风险评估

营养风险是指患者已经存在的或潜在的与营养因素相关的、导致不良临床结局的风险,其与临床结局密切相关。针对患者营养状态与风险的评估主要有以下几个方面:

1. 年龄　不同年龄的代谢率、体重、营养基础以及营养需求均有所不同,高龄患者对营养不足的耐受性更差,更容易发生营养不良,因此更应得到关注。

2. 营养病史　包括:近期(1~4 周)进食以及排便情况,是否患肿瘤或消化系统疾病,是否存在营养、代谢相关的慢性疾病等。

3. 疾病严重程度　疾病严重程度决定营养的需要与时机,病情严重者更能够从早期营养支持,特别是早期肠内营养支持中获益。

4. 特定的并存异常　如高血糖,慢性阻塞性肺疾病,心、肝、肾功能不全,是否接受肾脏替代治疗等,这些疾病往往影响着患者的营养状态。研究显示,对存在营养风险的胃、结直肠、肝、胆、胰肿瘤患者,给予营养支持可改善临床结局。

5. 体重及其变化　了解患者的体重和理想体重,需要计算体重指数(BMI),这不仅是判断营养状态所需,也是制订营养处方的核心参数。

目前,临床上主要使用的营养评价工具有:主观全面营养评价(subjective global assessment,SGA)、营养风险筛查 2002(nutritional risk screening 2002,NRS 2002)和微型营养评价表(mini nutrition assessment,MNA)。其中 NRS 2002 应用较广,适用于新住院患者营养筛查。

评估的参数主要包括年龄、体重、体重指数、摄食量的改变、消化系统症状以及体格测量等，评分≥3分的患者为存在营养风险，不论是存在营养风险还是明确营养不良的患者，有效的营养支持可改善其预后，如减少住院时间及切口感染发生率。既往身体健康、手术创伤小、损伤较轻的围术期患者，过于积极的营养补充并不能使其获益，反会增加感染等并发症的发生率以及医疗花费和住院时间。近年来，国内外科领域应用 NRS 2002 营养筛查工具评估营养风险的相关研究较多，但 NRS 2002 并不适合急危重症患者营养状态变化及营养风险的评估。而 NUTRIC 评分营养风险评估方法则主要针对危重症患者设计的，包括以下急或慢性炎症反应和饥饿因素：转入 ICU 前 1 周摄食减少；近 6 个月体重下降，BMI<20kg/m²；血浆白细胞介素6（IL-6）、降钙素原（PCT）及 C 反应蛋白（CRP）水平；合并内科系统疾病，如糖尿病等。对 ICU 患者的前瞻性研究显示，NUTRIC 评分与机械通气时间、28 天病死率等预后指标相关，但尚需要大样本前瞻性研究进一步证实该评分的临床可行性与价值。

二、营养支持时机

围术期营养支持选择，应根据患者的具体情况考虑，包括营养状态、疾病状态以及手术情况等。可分为以下几类。术前：对存在较严重营养不良或高营养风险的患者，术前给予短时间（约 1 周）营养支持（特别是肠内营养），有助于纠正或改善患者的代谢与营养状态，提高对手术和麻醉的耐受能力，但对术后并发症的影响并不确定。需要掌握的原则是：不要为追求纠正营养不良和热量与蛋白质的正平衡而过久的延迟手术，有些疾病，如恶性肿瘤等，不处理原发疾病很难使其营养状态得到逆转或纠正。术后：对于病情危重者，有效的复苏及组织灌注充分是开始任何形式营养支持的前提，美国肠内肠外营养学会与危重病学会颁布的营养指南对此的定义为：不需要两种以上的血管活性药物维持循环稳定，不需要血管活性药物联合大量液体或血液制品维持血压。多项临床研究及荟萃分析表明，肠内营养开始的时间是影响患者预后的重要因素，可以改善患者的预后，缩短住院时间，减少感染的发生率，甚至可以减少病死率。术后小肠动力恢复最快，数小时即开始，胃运动约需要 24 小时，结肠最慢需要 3~4 天，因此，只要解剖允许，早期肠内营养（24~48 小时）在临床上是可行的。对于手术后预计 7~10 天肠内营养或口服饮食不能达到热量目标的患者，肠外营养仍然是指南推荐的选择。

三、营养支持补充量

在营养补充上，近年来更多地强调"合理性"或"理想性"，主要包含以下因素。防止加重饥饿和营养供给不足，避免过度喂养。前者需要认识对于不依赖营养支持的患者及时补充所需要的营养素，避免导致和加重营养不良；后者更多的是强调应激早期能量代谢的特点,认识能量代谢的变化规律,避免早期不恰当的供给导致相关的并发症增加,如高血糖、感染等。同时也要认识特殊人群对能量的不同需要,如肥胖[<83.68kJ/(kg·d)]、高龄患者,特别是早期肠外营养支持期间的能量供给。危重症患者在能量消耗测定指导下的个体化热量补充日益受到关注,但由于医疗花费以及技术的要求而不能更普遍地使用。104.65~125.58kJ/(kg·d)是多数指南推荐的能量供给量。但应用中仍需要根据病情和个体特点给予调整,并监测代谢和器官功能,保证治疗效果及安全性。糖类和脂肪是非蛋白质热量的主要来源,按比例双能源供给[糖脂比为(70%~60%):(30%~40%)]是合理的选择,以避免葡萄糖超负荷及必需脂肪酸缺乏,脂肪供给量一般为1.0~1.5g/(kg·d)[老年0.8~1.0g/(kg·d)]。理想营养支持的另一方面是充分的蛋白质供给,这点日益受到重视。研究显示当能量与蛋白质均接近目标时才可获得对预后有益的效果,1.2~1.5g/(kg·d)的蛋白质供给量是近年来的推荐的目标,严重创伤、腹泻和消化液额外丢失者,接受肾脏替代治疗及恢复期患者应适当增加[2g/(kg·d)或更高],BMI为30~40kg/m² 的肥胖患者应达到2g/[kg(理想体重)·d]。

（谢启伟　梁斌　林塬培）

参 考 文 献

[1] Palda VA, Detsky AS. Clinical guidline, part Ⅱ: Perioperative assessment and management of risk fromcoronary artery disease. Ann Intern Med,1997,127:313-328.

[2] 张红,乔雷,从进春,等. 632例结直肠癌术后并发症分析. 中国现代医学杂志,2007,17(3):333-337.

[3] POISE Study Group,Devereaux PJ,Yang H,et al. Effects of extended-release metoprolol succinate in patients undergoing non-cardiac surgery(POISE trial):a randomised controlled trial. Lancet,2008,371(9627):1839-1847.

[4] Dunkelgrun M,Boersma E,Schouten O,et al. Bisoprolol and fluvastatin for the reduction of perioperative cardiac mortality and myocardial infarction in intermediate-risk patients undergoing noncardiovascular surgery:a randomized controlled trial(DECREASE-IV). Ann Surg,2009,249(6):921-926.

[5] 曹志新,杨传永,周绍裳. 高龄结直肠癌病人并存病的围手术期处理. 中国实用外科杂志,2004,24(2):107.

[6] O' Keefe JH,Shub C,Rettke SR. Risk of noncardiac surgical procedures in patients with aortic stenosis. Mayo Clin Proc,1989,64:400-405.

[7] Kennedy HL,Whitlock JA,Sprague MK. Long-terra followup of asymptomatic healthy suhjects with frequent and complex ventricular ectopy. N Egl J Med,1985,312:193-197.

[8] 田新利. 非心脏手术围手术期心血管危险评估与管理. 中国医刊,2011,46(11):19-22.

[9] Goldman L,Caldera DL,Nussbaum SR. Multifactorial index of cardiac risk in noncardiac surgical Procedures.

N Endl J Med,1977,297: 845-850.

[10] 吴在德;吴肇汉. 外科学. 第 6 版. 北京: 人民卫生出版社,2003: 137-141.

[11] Lee TH,Marcantonio ER,Mangione CM,et al. Derivation and prospective validation of a simple index for prediction of cardiac risk of major noncardiac surgery. Circulation,1999,100(10): 1043-1049.

[12] Eagle KA,Berger PB,Calkins H. ACC/AHA guideline update for perioperative cardiovascular evalution for noncardiac surgery:executive summary:report of the Amercan College of Cardiology/American Heart Association Task Force on Practice Guidelines. (Committee to Update the 1996 Guidelines on Perioerative Cardiovascular Evaluation for Noncardiac Surgery). Circulation,2002,105: 1257-1267.

[13] Ali MJ,Davison P,Pichett W. ACC/AHA guidelines as predictors of postoperative cardiac outcomes. Can J Anacsth,2000,47: 10-19.

[14] Fleisher LA,Beckman JA,Brown LA. ACC/AHA 2007 Guidelines on Perioperative Cardiovascular Evaluation and Care for Noncardiac Surgery. Circulation,2007,116: 418-499.

[15] Kirsten E,Joshua A. 2009 ACCF/AHA focused update on perioperative beta blockade incorporated into the ACC/AHA 2007 guidelines on perioperative cardiovascular evaluation and care for noncardiac surgery. J Am Coll Cardiol,2009,54(22): 13-118.

[16] 陶仲为. CODP 病人围手术期监测及处理. 中国实用外科杂志,1996,16(7): 388-390.

[17] 常秀杰,陈伯銮. 围手术期患者认知障碍与谵妄. 中国临床实用医学,2007,1(9):48-50.

[18] Inouye SK. Delirium in older persons. New Eng J Med,2006,354: 1157-1165.

[19] Pandharipande P,Shintani A,Peterson J. Lorazepam is an independent risk factor for transitioning to delirum in intensive care unit patients. Anesthesiology,2006,104(1):21-26.

[20] Rasool AH,Rahman AR,Choudhury SR. Blood pressure in acute intracerebral haemorrhage. J Hum Hypertens,2004,18: 87-192.

[21] Iso H,Baba S,Mannami T. Alcohol consumption and risk of stroke among middle-aged men: the JPHC study cohort I. Stroke,2004,35: 1124-1129.

[22] Kurth T,Kase CS,Berger K. Smoking and risk of hemorrhagic stroke in men. Stroke,2003,34: 1792-1795.

[23] Togha M,Bakhtavar K. Factors associated with in-hospital mortality following intraeerebral hemorrhage: a three-year study in Tehran. BMC Neurol,2004,4: 4-9.

[24] Saloheimo P,Juvela S,Hillbom M. Use of aspirin,epistaxis,and untreated hypertension as risk factors for primary intracerebral hemorrhage in middle-aged and elderly people. Stroke,2001,32: 399-404.

[25] Piccinni P,Dan M,Barbacini S. Early is ovolaemic haemofiltration in oliguric patients with septic shock. Internaive Care Med,2006,32(3): 80-86.

[26] Waikar SS,Curhan GC,Wald R. Declining mortality in patients with acute renal failure,1988 to 2002. J Am Soc Nephrol,2006,17(4): 1143-1150.

[27] Copeland GP,Jones D,Wahers M. POSSUM:a scoring system for surgical audit. Br J Surg,191,78:356-360.

[28] Tekkis PP,Prythereh DR,Kocher HM. Development of a dedicated risk-odjustment scoring system

forcolorectal surgery（colorectal POSSUM）. Br J Surg,2004,91:1174-1182.

［29］ Tran BLP,Du MS,Duron JJ,et al. Elderly POSSUM,a dedicated score for prediction of mortality and morbidity after major colorectal surgery in older patients. Br J Surg,2010,97（3）：396-403.

［30］ Tekkis PP,Poloniecki JD,Thompson MR. Operative mortality in colorectal cancer：prospective nationalstudy. BMJ,2003,327：1196-1201.

［31］ Alves A,Panis Y. The AFC score：validation of a 4-item predicting score of postoperative mortality after colorectal resection for cancer or diverticulitis：results of a prospective multicenter study in 1049 patients. Ann Surg,2007,246（1）：91-96.

［32］ Haga Y,Ikei S,Wada Y,et al. Evaluation of an estimation ofphysiologic ability and surgical stress（E-PASS） scoring system topredict postoperative risk：a multicenter prospective study. Surg Today,2001,31（7）：569-574.

［33］ Kong CH,Guest GD. Recalibration and validation of a preoperative risk prediction model for mortality in major colorectal surgery. Dis Colon Rectum,2013,56（7）：844-849.

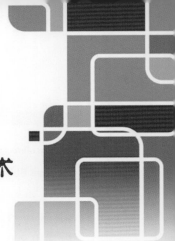

第十八章 完整结肠系膜切除术的问题和展望

30 年前的研究资料显示,由于结肠解剖简单、手术操作容易,结肠癌预后明显优于直肠癌。然而,近期的研究资料表明,直肠癌的 5 年生存率已接近结肠癌。其中原因除直肠癌辅助、新辅助化放疗的作用外,直肠癌规范根治手术——TME 手术的广泛实施对降低复发率、提高生存率具有重要的意义。2009 年,Hohenberger 等在胚胎解剖学基础上,归纳提出了完整结肠系膜切除术(CME)作为结肠癌规范化手术的理念。某种程度上讲,CME 是一种观念的更新,提倡从胚胎发育解剖学层面进行手术切除,符合临床发展方向(精细外科),为结肠癌手术质量控制奠定了基础。越来越多的国内外学者关注该手术术式的应用,8 年时间,已先后有德国、英国、希腊、丹麦、瑞典、美国等学者报道该术式的可行性研究,初步论证了该术式有肿瘤学治疗的优越性。然而,目前关于 CME 临床应用的所有研究均为单中心回顾性研究或前瞻非随机对照研究,缺少长期随访的多中心随机研究,因此该术式的远期疗效如何有待更大样本和长期随访结果来揭示。同时,由于 CME 手术的切除范围明显增大,其手术风险是否亦升高,目前国内外的相关数据尚不全面,需要今后在研究中论证。CME 手术治疗肿瘤的优越性已经深植在结直肠外科医师脑中,未来这一手术的发展主要集中在以下几个方面。

一、CME 手术的肿瘤治疗优势能否转化为患者预后的改进

CME 在提出之后就受到了部分学者的质疑,即使最早进行切除标本质量评估的 Quirke 和 West 教授也表示 CME 手术并没有完全被接纳,外科医师只有在强有力的证据出现之后才会改变其手术方式。这与直肠癌 TME 手术刚刚提出时的情形一样,大家在开始时忽视了直肠癌手术先驱们的开创性工作,只有单个医院和小的区域研究独自模仿进行这种可改善预后的手术,之后才开展大规模的地域性、国家级培训项目,从而在全世界范围内显著降低直肠癌的局部复发率,提高生存率,大大地节省了经济支出。

CME 手术一经提出,其治疗肿瘤的优越性便获得了国内外的学者认可,但是对结肠癌患者长期预后是否有改善目前尚无定论。2009 年,Hohenberger 等在首次提出 CME 手术时,即通过对单中心 1329 例 R0 切除结肠癌病例进行前后历史对照研究,报道 CME 手术可以改

善结肠癌患者预后,可以将 5 年局部复发率由 6.9% 降至 3.6%(P<0.05),5 年肿瘤相关生存率由 82.1% 升至 89.1%(P<0.05)。但该研究由于时间跨度大(24 年);医师的手术技术、患者的围术期治疗均无法标准化;同时研究中还包含了清扫数量不足 12 枚的患者等可能造成人为差异的因素。2011 年,Perdawid 等对 9149 例接受择期根治手术的结肠癌病历资料进行历史对照研究,发现开展 CME 手术后,患者的 5 年总生存率并没有明显改善(66.0% vs. 65.0%)。2014 年,Bertelsen 等报道了一项基于人群的大样本回顾性研究,结果显示丹麦结直肠癌协作组数据库中共计 1395 例Ⅰ～Ⅲ期结肠癌患者纳入研究,其中 364 例患者接受了 CME 手术,1031 例患者接受了非 CME 手术。对比所有入组患者,CME 手术组 4 年无病生存率显著高于传统手术组:85.8% vs. 75.9%(P=0.001)。CME 手术能够降低Ⅰ、Ⅱ 和Ⅲ期结肠癌患者的局部复发率,提高无病生存率。各分期患者生存率比较见表 18-1。研究显示,CME 是Ⅱ期和Ⅲ期结肠癌患者预后的独立影响因素。

表 18-1　CME 手术与传统手术 4 年无病生存率差异

分期	CME 手术组	传统手术组	log-rank P 值
Ⅰ期	100%	89.8%(83.1%～96.6%)	0.046
Ⅱ期	91.9%(87.2%～96.6%)	77.9%(71.6%～84.1%)	0.003
Ⅲ期	73.5%(63.6%～83.5%)	67.5%(61.8%～73.2%)	0.130

引自 Bertelsen CA, Bols B, Ingeholm P, et al. Lymph Node Metastases in the Gastrocolic Ligament in Patients With Colon Cancer. Dis Colon Rectum,2014,57(7):839-845.

但是有学者对此提出质疑。第一,直肠癌局部复发的主要原因是手术操作空间小造成系膜切除不完整,而结肠癌操作空间较开阔,不存在这样的问题,其预后主要与全身转移有关。第二,研究显示 CME 手术可以明显改善Ⅰ期和Ⅱ期结肠癌患者的无病生存率,然而对于Ⅲ期结肠癌患者差异却没有统计学意义。第三,CME 手术可以提高淋巴结检出数量,更准确的分期,但是淋巴结检出数目与结肠癌的预后受很多临床因素的影响,而不能得出直接的因果关系。第四,有研究表明,区域淋巴结转移在肿瘤发生的早期就已经存在,是随机的过程而不是序贯方式的转移,本质上是肿瘤介导的转移(tumor-host metastasis)。

二、腹腔镜是否适用于 CME 手术

以往的证据显示,腹腔镜应用于结肠癌手术安全性好,并且预后效果与开腹手术相当。然而,对于腹腔镜实施 CME 这一高质量结肠手术,最初的 CME 理念提出者 Hohenberger 教授一度持怀疑的态度。近年来,随着各国学者对 CME 手术理念的推广和再认识,经过一定的训练以后,越来越多的研究报道证实了腹腔镜 CME 手术的可行性。2012 年,国内冯波等报道了 37 例应用腹腔镜 CME 的右半结肠癌病例,术后进行标本质量评估,35 例(94.5%)

可以达到优等(完整系膜切除)。2014年,冯波等再次报道99例腹腔镜右半结肠癌CME手术病例,90例(90.9%)达到了优等。同年,Mori等报道了31例行腹腔镜右半CME手术病例,26例(83.9%)可以达到优等。进行检索发现,上述数据结果与文献报道的开腹CME术后标本质量(优等约90%)基本一致,均明显优于非CME手术术后标本质量。2010年,West等首先报道腹腔镜CME组(39例)与开腹CME组(54例)比较,右半结肠切除标本量化指标(如切除系膜面积、结扎血管距离等)两组无明显差异,但右半结肠切除标本结扎血管距离腹腔镜组明显缩短。2011年,Bertelsen等对行CME手术的105例病例进行研究发现,肿瘤位于盲肠、升结肠近端、降结肠和乙状结肠两种手术方式术后标本质量无明显差异,但这项研究中腹腔镜手术例数较少,腹腔镜CME的应用尚处在经验性水平。2012年,Gouvas等比较开腹组(41例)和腹腔镜组(49例),发现两组在盲肠、近端升结肠和左半结肠手术中,手术标本质量和清扫淋巴结数量均无明显差异;但对于远端升结肠、横结肠、结肠两曲手术,腹腔镜术后标本质量较差并且清扫淋巴结数量减少。2014年,West等通过荟萃分析69例腹腔镜CME手术病历资料与Hohenberger教授发表的文献资料(136例开腹CME)进行比较,发现两组切除标本质量无明显差异,但是腹腔镜CME清扫淋巴结数量明显少于开腹CME组(中位数,18枚与32枚,$P < 0.001$)。同年,Munkedal等通过前瞻性临床研究比较腹腔镜CME(83例)与开腹CME(79例)发现,腹腔镜CME组结扎血管距离明显更长,手术切除标本质量更高。

目前,对于腹腔镜CME与开腹CME长期预后的临床研究尚少。2013年,Storli等首次通过前瞻性临床研究比较了腹腔镜CME手术(128例)与开腹CME手术(123例)的短期疗效和长期预后,两组在清扫淋巴结数量、淋巴结阳性率、3年总生存率和3年无病生存率方面均无明显差异,腹腔镜组术后并发症发生率和住院时间均明显降低。2014年,Bae等通过比较128例接受腹腔镜CME手术患者与137例接受开腹CME手术患者的临床病理资料显示,两组清扫淋巴结数量、5年无病生存率无明显差异,腹腔镜组患者术后恢复更快,甚至5年总生存率明显高于开腹组(77.8% vs. 90.3%,$P = 0.02$),并且腹腔镜CME组术后并发症发生率明显降低,特别是淋巴漏的发生率较开腹组明显下降(10% vs. 30%,$P = 0.003$)。这可能与腹腔镜视野更清楚、超声刀应用广泛、淋巴管道凝闭彻底有关。同年,Shin等回顾性分析了168例Ⅱ期和Ⅲ期结肠癌行腹腔镜CME手术患者的临床病理资料,结果显示5年无病生存率分别为95.2%和80.9%。

尽管腹腔镜技术越来越成熟,但是该技术特有的局限性使得其在实施CME这一高质量手术时应注意其适应范围。第一,现有的资料均显示对腹腔镜CME术后切除标本进行质量评估,左半结肠、横结肠较右半结肠切除标本质量更差,达到系膜完整切除的比率明显下降,特别是横结肠以及结肠两曲部位的肿瘤。该部位手术通常需要游离清扫结肠中的血管根部,并且由于横结肠淋巴回流途径多元,对于胰腺周围、幽门下等区域亦要进行彻底清扫,以保证淋巴结清扫的彻底性。胰腺周围筋膜结构复杂多样亦容易导致手术层面丧失或者切入结肠系膜内,无法整块切除结肠系膜。第二,尽管腹腔镜技术拥有诸多优势,但即使在欧美发达国家其普及率也只有20%～30%。掌握腹腔镜技术通常需要较长的学习曲线是最主要的原因之一,腹腔镜下实施CME手术如何保证切除标本质量是该技术最主要的难点。

不同于开腹CME手术,对于初学者而言腹腔镜CME手术需要更长时间的积累和学习。多学科专家诊疗组诊疗模式有助于缩短这一学习曲线,特别是病理科医师术后切除标本的大体演示和质量评估等级反馈有助于手术医师找到手术缺陷,提高手术技术。即使技术娴熟的外科医师对于横结肠和两曲结肠肿瘤进行CME手术时也应严格控制腹腔镜CME手术的适用范围。肥胖或者BMI超标的患者系膜面积更大,系膜血管距根部距离更远,通常手术层面显露更困难,因此对于肥胖的横结肠和两曲结肠癌患者,腹腔镜CME手术应慎用。结肠血管走行异常通常会导致术中出血,这也是腹腔镜中转开腹的主要原因之一。对于结肠肝曲或横结肠肿瘤,在处理结肠中血管或胃结肠静脉干血管时腹腔镜CME较开腹手术有一定难度,在处理这些血管时发生出血的比率可达3%～9.2%,1%～2%的病例最终需中转开腹。在行腹腔镜右半结肠CME手术前行CT三维重建,可以明确结肠血管走行或发现结肠血管变异,有助于降低手术的风险。

三、CME术后标本质量评估中"环周切缘"的意义

CME手术理念是TME手术理念的延伸,升结肠及降结肠属腹膜间位器官,其后壁无腹膜覆盖。因此,在这部分结肠癌的手术中,同直肠癌相似,需锐性分离肠管与周围组织,同样会产生手术切缘。因此,间位结肠癌也存在环周切缘,这是否与直肠癌环周切缘一样对于治疗及预后有着重要意义?

大宗的文献认为,在直肠癌环周切缘小于1mm时,其局部复发率明显升高,故现多以直肠癌环周切缘小于1mm作为环周切缘阳性的标准。在已发表的关于结肠癌环周切缘的文章中,均延用了直肠癌环周切缘阳性的定义。但在结肠癌环周切缘中,是否存在相同的规律,现尚无相关研究。最新的研究结果表明,这一标准有放宽的趋势。比如Kelly等曾提出,在直肠癌中,当肿瘤距离环周切缘<2mm时,甚至<5mm时,患者的局部复发及转移率仍然显著升高,生存率显著下降。在直肠癌环周切缘的定义中尚且存在诸多争议。因此,结肠癌肿瘤组织距离手术切缘多长作为环周切缘阳性的标准,仍需要更多的大宗病例调查。

目前,有报道的结肠癌环周切缘文章较少。2005年,Bateman等研究了100例右半结肠

的手术切除标本,共发现 7 例(7%)环周切缘阳性病例。在 2006 年发表的一篇报道中,Quirke 等在其研究的 140 例中发现了 17 例(12%)环周切缘阳性的患者。2008 年又有一篇文章报道了 8.4%(19/228)的环周切缘阳性率。其中肿瘤位于盲肠的患者中,有 14 例(14/145)切缘阳性,阳性率为 9.7%;升结肠的肿瘤中,有 5 例(5/83)切缘阳性,阳性率为 6%。不同部位的环周切缘无明显差异,至少盲肠与升结肠未表现出差异。

位于不同部位的结肠癌由于手术切除范围、切除方式、离断血管的不同,术后环周切缘阳性率可能有所区别。现有的研究显示,位于盲肠的结肠癌环周切缘阳性率稍高于升结肠癌(9.7% vs. 6%)。同时,Scott 等的研究结果显示,分化差、伴有静脉瘤栓、侵犯至腹膜及伴有淋巴结转移的患者中,环周切缘的阳性率相对较高。总之,分期越晚的患者,其环周切缘阳性可能越大,提示环周切缘阳性率可能与分期有关。由于环周切缘的阳性率与 T 分期及 N 分期密切相关,而 T 分期及 N 分期又是长期以来被公认的与预后相关的因素,这可能使得在多因素生存率分析中,结肠癌环周切缘对于后的影响被掩盖。

右半结肠癌根治手术后,局部复发率为 10% 左右。Scott 等的研究结果,环周切缘阳性的 9 例患者中,有 7 例(78%)发生了复发或转移,其中 5 例(55.5%)远处转移,2 例(22.2%)局部复发,预示着环周切缘阳性与复发、转移有着密切的相关性。上述文章中行根治性手术的患者中,DFS 为 24 个月。环周切缘阳性患者的中位生存时间为 17 个月。但上述文章并未指出环周切缘阴性病人有无相关预后因素。这些结果显示,环周切缘阳性虽然同样会提高局部复发率,但是其与远处转移的关系更为密切。最近关于直肠环周切缘的研究也得出了类似的结论。总之,环周切缘阳性更多见于分期较晚的患者中,因此预示着相对较差的结局。但 Quirke 等基于 MRC CLASSIC 试验的研究却显示,虽然环周切缘阳性患者的 3 年 DSF(56.3% vs. 62.1%)和局部复发率(13.5% vs. 9.2%)高于阴性患者,但这种差异并无统计学意义。

四、总结

CME 规范化了结肠癌手术,使其变成了操作性更强、目标更明确、继续教育功能更完善的术式。CME 提倡正确的外科解剖层次、支配血管的中央结扎,相对于 D3 手术,CME 更加强调保证结肠脏层筋膜完整的重要性,从而可以达到结肠及系膜无破损完整切除的效果,这可以保证达到将癌灶及区域淋巴结彻底清除的最终目标。今后针对 CME 远期预后、腹腔镜微创治疗以及术后环周切缘病理评估的高水平、多中心、前瞻性研究将被全球结直肠外科医师所期盼。

(高志冬 叶颖江 王杉)

参 考 文 献

［1］ Perdawid SK,Hemmingsen L,Boesby S,et al. Survival after elective surgery for colonic cancer in Denmark. Colorectal Dis,2012,14(7)：832-837.

［2］ Bertelsen CA,Neuenschwander AU,Jansen JE,et al. Disease-free survival after complete mesocolic excision compared with conventional colon cancer surgery：a retrospective,population-based study. Lancet Oncol, 2015,16(2)：161-168.

［3］ Feng B,Sun J,Ling TL,et al. Laparoscopic completemesocolic excision (CME) with medial access for right-hemi colon cancer：feasibility and technical strategies. Surg Endosc,2012,26(12)：3669-3675.

［4］ Mori S,Baba K,Yanagi M,et al. Laparoscopic complete mesocolic excision with radical lymph node dissection along the surgical trunk for right colon cancer. Surg Endosc,2015,29(1)：34-40.

［5］ West NP,Kennedy RH,Magro T,et al. Morphometric analysis and lymph node yield in laparoscopic complete mesocolic excision performed by supervised trainees. Br J Surg,2014,101(11)：1460-1467.

［6］ West NP,Sutton KM,Ingeholm P,et al. Improving the quality of colon cancer surgery through a surgical education program. Dis Colon Rectum,2010,53(12)：1594-1603.

［7］ Bertelsen CA,Bols B,Ingeholm P,et al. Can the quality of colonic surgery be improved by standardization of surgical technique with complete mesorectal excision? Colorectal Dis,2011,13(10)：1123-1129.

［8］ Gouvas N,Pechlivanides G,Zervakis N,et al. Complete mesocolic excision in colon cancer surgery：a comparison between open and laparoscopic approach. Colorectal Dis,2012,14(11)：1357-1364.

［9］ Munkedal DL,West NP,Iversen LH,et al. Implementation of complete mesocolic excision at a university hospital in Denmark：An audit of consecutive,prospectively collected colon cancer specimens. Eur J Surg Oncol, 2014：S0748-7983(14)00401-6.

［10］ Storli KE,Søndenaa K,Furnes B,et al. Outcome after introduction of complete mesocolic excision for colon cancer is similar for open and laparoscopic surgical treatments. Dig Surg,2013,30(4-6)：317-327.

［11］ Bae SU,Saklani AP,Lim DR,et al. Laparoscopic-assisted versus open complete mesocolic excision and central vascular ligation for right-sided colon cancer. Ann Surg Oncol,2014,21(7)：2288-2294.

［12］ Shin JW,Amar AH,Kim SH,et al. Completemesocolic excision with D3 lymph node dissection in laparoscopic colectomy for stages Ⅱ and Ⅲ colon cancer：long-term oncologic outcomes in 168 patients. Tech Coloproctol,2014,18(9)：795-803.

［13］ Kelly B,Mills J,Bradburn M,et al. Effect of the circumferential resection margin on survival following rectal cancer surgery. Br J Surg,2011,98(4)：573-581.

［14］ Bateman A,Carr J,Warren F. The retroperitoneal surface in distal caecal and proximal ascending colon carcinoma：the Cinderella surgical margin? J Clin Pathol,2005,58(4)：426-428.

［15］ Quirke P,Guillou P,Thorpe H,et al. Circumferentialsurgical margins in rectum and right colon in the MRCC-

LASICC trial. 3 year disease free survival and local recurrence. J Pathol,2006,208：30A.

［16］ Scott N,Jamali A,Verbeke C,et al. Retroperitoneal margin involvement by adenocarcinoma of the caecum and ascending colon：what does it mean? Colorectal Dis,2008,10(3)：289-293.

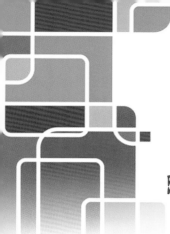

附录 原发性结直肠癌的规范化诊断报告

结肠和直肠：切除活检（息肉切除）

选择一个部位，除非另有特别说明

肿瘤部位

_____盲肠

_____右半结肠（升结肠）

_____横结肠

_____结肠肝曲

_____结肠脾曲

_____左半结肠（降结肠）

_____乙状结肠

_____直肠

_____其他（指定部位）：_____

_____未标明的

标本完整性

+_____完整切除标本

+_____破碎

息肉大小

+最大径：_____ cm

+其他径：_____×_____ cm

_____无法确定（参见注释）

息肉外形

+_____带蒂

+蒂的长度：_____ cm

+_____无蒂

浸润癌的大小

最大径:_____ cm

+其他径:_____×_____ cm

_____无法确定(参见注释)

组织学类型

_____腺癌

　　　　筛状粉刺型腺癌

　　　　髓样癌

　　　　微乳头状癌

　　　　黏液腺癌

　　　　分泌性腺癌

　　　　印戒细胞癌

_____腺鳞癌

_____梭形细胞癌

_____鳞状细胞癌

_____未分化癌

_____其他(详细说明):_____

_____癌,分型不确定

_____神经内分泌肿瘤(NET)

　　　　NET G1

　　　　NET G2

_____神经内分泌癌

　　　　大细胞癌

　　　　小细胞癌

_____混合性腺神经内分泌癌

_____ EC 细胞,产生血清素的 NET

_____ L 细胞,产胰高血糖素样肽和 PP/PYY 的 NET

组织学分级

_____不适用

_____不能确定分级

_____低级别(高分化到中分化)

_____高级别(低分化到未分化)

镜下肿瘤扩散情况

_____无法确定扩散情况

侵袭(最深):

_____固有层

_____黏膜肌层

_____黏膜下层

_____固有肌层

切缘(选择所有适用的)

深切缘(蒂部切缘)

_____无法评估

_____未见浸润性癌累及

        侵袭性癌与切缘的距离:_____ mm 或_____ cm

_____可见浸润性癌累及

黏膜切缘

_____无法评估

_____未见浸润性癌累及

_____可见浸润性癌累及

_____可见腺瘤累及

淋巴管血管侵犯情况

_____未见侵犯

_____可见

_____不确定

可引起侵袭性癌的息肉类型

+_____管状腺瘤

+_____绒毛腺瘤

+_____管状绒毛腺瘤

+_____传统的锯齿状腺瘤

+_____无蒂的锯齿状腺瘤

+_____错构瘤性息肉

+_____无法分型

+其他的病理学发现(选择所有适用的)

+_____未发现

+_____炎性肠疾病

+ _____活动性

+ _____静止性

+ _____其他(详细说明)：_____

+辅助研究

+详细说明：_____

+ _____未做

+注释

结肠和直肠：切除术，包括经肛门直肠肿物切除

选择一个部位，除非另有特别说明

标本(选择所有适用的)

_____末端回肠

_____盲肠

_____阑尾

_____升结肠

_____横结肠

_____降结肠

_____乙状结肠

_____直肠

_____肛门

_____其他(详细说明)：_____

_____未标明的

术式

_____右半结肠切除

_____横结肠切除

_____左半结肠切除

_____乙状结肠切除

_____直肠/乙状结肠切除(低前位切除)

_____全结肠切除

_____腹会阴联合切除

_____经肛门切除(局部切除)

_____其他(详细说明)

_____未标明的

+标本长度（如适用）

+详细说明：_____ cm

肿瘤部位（选择所有适用的）

_____盲肠

_____右半结肠（升结肠）

_____肝曲

_____横结肠

_____脾曲

_____左半结肠（降结肠）

_____乙状结肠

_____直肠乙状结肠

_____直肠

_____回盲瓣

_____结肠，未另作指定部位

_____无法确定的（见注释）

+肿瘤位置

+_____肿瘤位于腹膜反折以上

+_____肿瘤位于腹膜反折以下

+_____未标明的

肿瘤大小

最大径：_____ cm

+其他径：_____×_____ cm

_____无法确定（见注释）

肉眼肿瘤穿孔情况

_____可见穿孔

_____未见穿孔

_____无法确定

肉眼直肠系膜完整情况

+_____不适用

+_____完整

+_____接近完整

+_____不完整

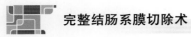

+_____无法确定

组织学类型

_____腺癌

_____黏液腺癌

_____印戒细胞癌

_____高级别神经内分泌癌

　　　　_____大细胞神经内分泌癌

　　　　_____小细胞神经内分泌癌

_____鳞状细胞癌

_____腺鳞癌

_____髓样癌

_____未分化癌

_____其他(详细说明)：_____

_____癌,无法分型

组织学级别

_____不适用

_____无法评估

_____低级别(高分化到中分化)

_____高级别(低分化到未分化)

_____其他(详细说明)：_____

+组织学特征提示微卫星不稳定性

+瘤内淋巴细胞反应(肿瘤内淋巴细胞浸润)

+_____无淋巴细胞浸润

+_____轻到中度浸润(0~2 个/高倍视野×400 倍)

+_____显著浸润(≥3 个/高倍视野×400 倍)

+肿瘤周围淋巴细胞反应(Crohn 样反应)

+_____无

+_____轻到中度

+_____显著

+肿瘤亚型及分化(选择所有适用的)

+_____黏液肿瘤成分(详细说明所占比例：_____)

+_____髓样肿瘤成分

+_____高级别(分化差)

显微镜下肿瘤范围

_____无法评估

_____无原发肿瘤的证据

_____无固有层侵犯

_____黏膜内癌,固有层/黏膜肌层侵犯

_____黏膜下层侵犯

_____固有肌层侵犯

_____肿瘤穿透固有肌层累及浆膜下脂肪或腹膜覆盖的结肠周/直肠周软组织,但是未扩散至浆膜浆膜层

_____肿瘤穿透脏层腹膜表面(浆膜)

_____肿瘤与其他器官或结构粘连(详细说明:_____)

_____肿瘤直接侵犯周围结构(详细说明:_____)

_____肿瘤穿透脏层腹膜(浆膜)表面并直接侵犯周围结构(详细说明:_____)

切缘(选择所有适用的)

如果所有的切缘均受到浸润性癌累及:

　　肿瘤距离最近切缘:_____ mm 或_____ cm

　　指定切缘:_____

近切缘

_____无法评估

_____未见浸润性癌累及

　　_____未见腺瘤或上皮内瘤变/非典型性增生

　　_____可见腺瘤(低级别上皮内瘤变/非典型性增生)

　　_____可见高级别上皮内瘤变/非典型性增生或黏膜内癌

　　(详细说明):_____

_____可见浸润性癌累及

远切缘

_____无法评估

_____未见浸润性癌累及

　　_____未见腺瘤或上皮内瘤变/非典型性增生

　　_____可见腺瘤(低级别上皮内瘤变/非典型性增生)

　　_____可见高级别上皮内瘤变/非典型性增生或黏膜内癌

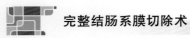

（详细说明）：_____

_____可见浸润性癌累及

<u>环周（放射状）或者肠系膜切缘</u>

_____不适用

_____无法评估

_____未见浸润性癌累及

_____可见浸润性癌累及（肿瘤距切缘 0 ~ 1mm）

<u>深切缘（内镜下黏膜切除术）（仅在适用时需要）</u>

_____不适用

_____无法评估

_____未见浸润性癌累及

_____可见浸润性癌累及

<u>黏膜切缘（非环周经肛门切除）（仅在适用时需要）</u>

_____无法评估

_____未见浸润性癌累及

    肿瘤距离最近黏膜切缘：_____ mm 或_____ cm

    +指定位置（如位于几点），如有可能：_____

_____可见浸润性癌累及

    +指定位置（如位于几点），如有可能：_____

_____未被腺瘤累及

_____已被腺瘤累及

<u>其他切缘（仅在适用时需要）</u>

特定切缘：_____

_____无法评估

_____未被浸润性癌累及

_____已被浸润性癌累及

治疗效果（适用于新辅助化疗的肿瘤）

_____无前期治疗

_____有反应

    +_____无肿瘤残留（完全有效，0 级）

    +_____中度反应（1 级，少量肿瘤残留）

    +_____轻度反应（2 级）

_____无明确反应（3 级，反应差）

_____不清楚

淋巴管——血管侵犯

_____未见侵犯

_____可见侵犯

_____不确定

神经周围侵犯

_____未见侵犯

_____可见侵犯

_____不确定

　　　　肿瘤位置（非连续性壁外侵犯）

_____未见

_____可见（注明转移灶数目：_____）

_____不确定

发生浸润性癌的息肉类型

+_____未发现

+_____管状腺瘤

+_____绒毛状腺瘤

+_____管状绒毛腺瘤

+_____传统的锯齿状腺瘤

+_____无蒂锯齿状腺瘤

+_____错构瘤性息肉

+_____不确定

病理分期（pTNM）

<u>TNM 说明</u>（仅在需要时适用）（选择所有适用的）

_____m（多发性原发性肿瘤）

_____r（复发）

_____y（治疗后的）

<u>原发性肿瘤（pT）</u>

_____pTX：无法评估

_____pT0：无原发肿瘤的证据

_____pTis：原位癌，上皮内瘤变（无固有层浸润）

_____ pTis:原位癌,固有层/黏膜肌层浸润

_____ pT1:肿瘤累及黏膜下层

_____ pT2:肿瘤累及固有肌层

_____ pT3:肿瘤浸透固有肌层达结直肠周围组织

_____ pT4a:肿瘤累及脏层腹膜

_____ pT4b:肿瘤累及或者与其他器官或结构粘连

局部淋巴结(pN)

_____ pNX:无法评估

_____ pN0:无区域淋巴结转移

_____ pN1a:1 个区域淋巴结转移

_____ pN1b:2~3 个区域淋巴结转移

_____ pN1c:肿瘤位于浆膜下层或非腹膜化的结肠/直肠周组织,不伴区域淋巴结转移

_____ pN2a:4~6 个区域淋巴结转移

_____ pN2b:大于等于 7 个区域淋巴结转移

_____ 未发现或未送检淋巴结

检查的淋巴结数目

详细说明:_____

_____ 不能确定数目(解释):_____

涉及淋巴结数目

详细说明:_____

_____ 不能确定数目(解释):_____

远处转移(pM)

_____ 不适用

_____ pM1:远处转移

　+详细说明部位:_____

_____ pM1a:单个器官或部位转移(例如,肝脏、肺、卵巢、非区域淋巴结)

_____ pM1b:大于 1 个器官/部位转移或者腹膜转移

其他病理学发现(选择所有适用的)

+_____ 无

+_____ 腺瘤

+_____ 慢性溃疡性直肠结肠炎

+_____ 克罗恩病

+_____炎症性肠道病中的非典

+_____其他息肉（类型）:_____

+_____其他（详细说明）:_____

辅助研究（选择所有适用的）

+_____微卫星不稳定性（注明检测方法:_____ ）

    +_____稳定

    +_____低

    +_____高

+错配修复蛋白的免疫组化研究

+_____ MLH1

    +_____完全核阳性,肿瘤细胞

    +_____核阴性,肿瘤细胞

    +_____不确定

    +_____其他（详细说明）:_____

+_____ MSH2

    +_____完全核阳性,肿瘤细胞

    +_____核阴性,肿瘤细胞

    +_____不确定

    +_____其他（详细说明）:_____

+_____ MSH6

    +_____完全核阳性,肿瘤细胞

    +_____核阴性,肿瘤细胞

    +_____不确定

    +_____其他（详细说明）:_____

+_____ PMS2

    +_____完全核阳性,肿瘤细胞

    +_____核阴性,肿瘤细胞

    +_____不确定

    +_____其他（详细说明）:_____

+_____突变分析

+_____ BRAF V600E 突变分析（注明检测方法:_____ ）

    +_____检测到突变的 BRAF 基因

+_____未测到突变的 BRAF 基因

+_____其他(详细说明)：_____

+_____KRAS 突变分析(注明检测方法：_____)

+_____检测到突变的 KRAS 基因

+_____未测到突变的 KRAS 基因

+_____其他(详细说明)：_____

+_____其他,详细说明：_____

+_____未执行

注释

pTNM 分期：

原发肿瘤(T)

Tx　原发肿瘤无法评价

T0　无原发肿瘤证据

Tis　原位癌:局限于上皮内或侵犯黏膜固有层

T1　肿瘤侵犯黏膜下层

T2　肿瘤侵犯固有肌层

T3　肿瘤穿透固有肌层到达浆膜下层,或侵犯无腹膜覆盖的结直肠旁组织

T4a　肿瘤穿透腹膜脏层

T4b　肿瘤直接侵犯或粘连于其他器官或结构

区域淋巴结(N)

Nx　区域淋巴结无法评价

N0　无区域淋巴结转移

N1　有 1~3 枚区域淋巴结转移

N1a　有 1 枚区域淋巴结转移

N1b　有 2~3 枚区域淋巴结转移

N1c　浆膜下、肠系膜、无腹膜覆盖结肠/直肠周围组织内有肿瘤种植(TD,tumor deposit),
无区域淋巴结转移

N2　有 4 枚以上区域淋巴结转移

N2a　4~6 枚区域淋巴结转移

N2b　7 枚及更多区域淋巴结转移

远处转移(M)

Mx　远处转移无法评价

M0　无远处转移

M1　有远处转移

M1a　远处转移局限于单个器官或部位(如肝,肺,卵巢,非区域淋巴结)

M1b　远处转移分布于一个以上的器官/部位或腹膜转移

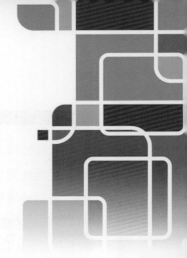

索 引

M

盲肠突　12

美国癌症联合委员会　113

美国国立综合癌症网络　104

P

POSSUM 评分　139

Q

前肠　12

前哨淋巴结　107

全直肠系膜切除术　8

R

Riolan 弓　46

S

上腹下丛　38

手术质量分级　10

T

Toldt 间隙　30,67

Toldt 线　14,30,67,68

Treitz 间隙　30

W

外科干　69

外科系膜　26

完整结肠系膜切除术　10

微卫星不稳定性　110

微型营养评价表　145

胃结肠干　44

X

系膜　20,25

心脏危险指数　134

Y

营养风险筛查 2002　145

右侧结肠　35

右结肠后间隙　87

原始消化管　12

Z

脏层腹膜　27

脏层筋膜　27

直肠癌大体标本分级　117

中肠　12

中间淋巴结　33,34

中枢淋巴结　33

中央结扎　51

中央淋巴结　33,34

中央血管结扎　51

周围神经侵犯　108

主观全面营养评价　145

椎前丛　37

左侧结肠　35